Abd El-Nasser Madboli

Novas Tendências no Diagnóstico Patológico de Doenças Virais

Abd El-Nasser Madboli

Novas Tendências no Diagnóstico Patológico de Doenças Virais

que causam infertilidade em animais de criação

ScienciaScripts

Imprint
Any brand names and product names mentioned in this book are subject to trademark, brand or patent protection and are trademarks or registered trademarks of their respective holders. The use of brand names, product names, common names, trade names, product descriptions etc. even without a particular marking in this work is in no way to be construed to mean that such names may be regarded as unrestricted in respect of trademark and brand protection legislation and could thus be used by anyone.

Cover image: www.ingimage.com

This book is a translation from the original published under ISBN 978-620-2-19891-2.

Publisher:
Sciencia Scripts
is a trademark of
Dodo Books Indian Ocean Ltd. and OmniScriptum S.R.L publishing group

120 High Road, East Finchley, London, N2 9ED, United Kingdom
Str. Armeneasca 28/1, office 1, Chisinau MD-2012, Republic of Moldova, Europe
Printed at: see last page
ISBN: 978-620-8-05688-9

ÍNDICE DE CONTEÚDOS

ARTIGO DE REVISÃO NOVAS TENDÊNCIAS NO DIAGNÓSTICO PATOLÓGICO DE DOENÇAS VIRAIS QUE CAUSAM INFERTILIDADE EM ANIMAIS DE CRIAÇÃO

A.A. Madboli

Departamento de Reprodução Animal e Inseminação Artificial, Centro Nacional de Investigação, Giza, Egito

RESUMO

As técnicas patológicas tradicionais constituem o núcleo da prática patológica. Com o passar do tempo, o avanço do exame patológico deu-se pela associação entre os métodos imunológicos e os métodos histopatológicos. A melhoria da técnica patológica é conseguida através da deteção e localização das proteínas celulares do nosso alvo por imunohistoquímica. O estudo da expressão dos genes ao nível das lâminas de tecido é conseguido através da utilização de técnicas de PCR, hibridação in situ (ISH), PCR *in situ* e ensaio TUNEL. A deteção de várias centenas de antigénios ou genes em investigação numa secção foi sucedida pelos microarrays de tecidos (TMAs). Estas técnicas modernas são benéficas para o diagnóstico de vírus de crescimento lento nos tecidos. Não há necessidade de viabilidade viral na deteção de antigénios. A imunohistoquímica (IHC) é muito importante para identificar as alterações nas proteínas celulares. A IHC pode detetar a distribuição das proteínas no interior das células e dos tecidos, onde a proteína alvo pode ser detectada e localizada quer intra-celular quer inter-celularmente, de acordo com a proteína alvo. A hibridação *in situ* (ISH) permite a deteção das sequências de ácidos nucleicos em estudo em secções de tecido utilizando uma sonda específica. A visualização dos resultados da hibridação pode ser conseguida através da utilização de uma sonda de ADN ou ARN marcada com fluorescência ou enzima que se liga aos ácidos nucleicos alvo. A PCR in situ ajuda a unir o produto de PCR amplificado dos genes alvo com os pormenores celulares e histológicos. A PCR in situ ajuda na diferenciação entre as células infectadas por vírus activos e latentes, utilizando primers e sondas específicos de ARNm. Esta técnica também ajuda a determinar a percentagem de células que expressam genes tumorais. Os microarranjos de tecidos (TMAs) permitem a deteção rápida de milhares de biomarcadores possíveis. Múltiplas amostras de tecido de vários blocos de dadores foram reunidas num bloco recetor de uma forma identificável. O agrupamento de até 1.000 núcleos de tecido num bloco permite, na verdade, obter uma análise de grande rendimento. O ensaio TUNEL é o protocolo eficaz para a deteção de células apoptóticas através da marcação do seu ácido nucleico fragmentado. As doenças virais mais comuns que causam infertilidade são o vírus da diarreia viral bovina (BVDV), o vírus da rinotraqueíte infecciosa bovina (IBRV), a arterite viral equina (EVA), o vírus da febre do vale do Rift (RVF) e o vírus da língua azul (BTV). Em conclusão, as técnicas avançadas de patologia molecular constituem um novo e importante horizonte para os patologistas maximizarem o diagnóstico de lâminas de tecido.

INTRODUÇÃO

O principal objetivo do exame histopatológico tradicional é a descrição das alterações anormais dos caracteres morfológicos e estruturais ao nível dos tecidos e das células. As técnicas histopatológicas tradicionais ainda constituem o núcleo da prática patológica. Ao longo dos anos, registaram-se vários avanços na análise patológica, como a combinação de métodos imunológicos com os instrumentos histopatológicos, o que levou a um grande avanço no diagnóstico microscópico **(Jordan *et al.*, 2002)**.

O principal objetivo da melhoria da patologia é o aumento da precisão do diagnóstico em lâminas de tecido. Este objetivo é estabelecido através da concentração na deteção e localização das proteínas celulares (de acordo com o alvo de estudo) por imunohistoquímica, bem como na deteção dos genes alvo e das suas expressões utilizando PCR, hibridação *in situ* (ISH), técnicas de PCR *in situ* e ensaio TUNEL para apoptose. O avanço das técnicas de patologia molecular permite a deteção de várias centenas de antigénios e genes em investigação numa única secção através de microarrays de tecidos (TMAs) **(Rhind, 2002)**.

As doenças virais mais comuns que causam infertilidade são o vírus da diarreia viral bovina (BVDV) **(Lanyon *et al.*, 2014)**, o vírus da rinotraqueíte infecciosa bovina (IBRV) **(Muylkens. *et al.*, 2007)**, a arterite viral equina (EVA) **(Del-Piero, 2000)**, o vírus da febre do vale do Rift (RVF) **(Mansfield *et al.*, 2015)** e o vírus da língua azul (BTV) **(Sperlova e Zendulkova, 2011)**.

São utilizados vários métodos para o diagnóstico laboratorial das doenças virais, incluindo a cultura viral, a deteção de antigénios, a deteção de ácidos nucleicos e a serologia. Os testes imunológicos e moleculares tornam-se mais dependentes e fornecem resultados mais rápidos que levam à redução do papel da cultura viral. As ferramentas avançadas de deteção de antigénios são particularmente úteis para os vírus de crescimento lento ou lábil. Nos protocolos de deteção de antigénios, não é necessário exigir a viabilidade viral nas amostras examinadas, o que permite uma maior flexibilidade no manuseamento e transporte das amostras. **(Ramers *et al.*, 2000)**

A imunohistoquímica (IHC) pode detetar a distribuição de antigénios nas células e nos tecidos (de acordo com o alvo de estudo). A IHC é a ferramenta essencial nos laboratórios de investigação e clínicos para identificar as alterações nas proteínas celulares. É mais útil do que outros ensaios de proteínas em que a proteína alvo pode ser visualizada *in situ*, quer intra-celular quer inter-celular **(de Matos *et al.*, 2010)**.

A IHC é considerada como um termo abrangente que envolve muitas ferramentas utilizadas para identificar os constituintes dos tecidos (antigénios) com a utilização de anticorpos específicos que são visualizados através de coloração **(Haines e West, 2005)**.

A hibridação *in situ* (ISH) é uma das ferramentas avançadas para a deteção e localização das sequências de ácidos nucleicos alvo em secções de tecidos ou preparações celulares, utilizando uma sonda marcada em condições favoráveis. A hibridação entre o ácido nucleico alvo e a sonda específica (marcada com materiais radioactivos ou não radioactivos) será visualizada por microscópio de luz para identificar e localizar o ADN e o ARN no seu ambiente topográfico **(Kute *et al.*, 2013)**. A palavra "*in situ*" significa "em posição". Hibridação significa o emparelhamento de ARN ou ADN complementares para formar um ácido nucleico de cadeia dupla. O método de hibridação utiliza uma sonda de ADN ou ARN marcada com fluorescência que se liga ao ADN ou ARN alvo de interesse, permitindo assim a sua visualização **(Looi e Cheah, 1992; Ehtisham *et al.*, 2016)**.

A progressão da reação em cadeia da polimerase (PCR) produz uma revolução tecnológica na deteção de ácidos nucleicos, dada a sua grande sensibilidade. As técnicas de PCR *in situ* e ISH destinam-se a obter a amplificação essencial de ácidos nucleicos em células intactas e/ou secções de tecidos **(Nuovo, 2000)**. Existem quatro tipos diferentes de técnicas de PCR *in situ*: PCR *in situ* direta e indireta para a localização de ADN, RT-PCR *in situ* direta e indireta para a localização de ARN **(Broholm e Gammeltoft, 2002)**.

O objetivo do presente artigo de revisão é lançar luz sobre a progressão passo a passo e o avanço do diagnóstico patológico de doenças virais que causam infertilidade em animais de criação.

ALGUMAS DOENÇAS VIRAIS QUE CAUSAM INFERTILIDADE EM ANIMAIS DE CRIAÇÃO

Vírus da Diarreia Viral Bovina (BVDV):

O vírus da diarreia viral bovina (BVDV) é um membro do género Pestivirus, família flaviviridae **(Becher e Thiel, 2011)**. De acordo com as diferenças antigénicas e genéticas, estão classificadas quatro formas genotípicas do BVDV: BVDV1, BVDV2, vírus da peste suína clássica (CSFV) e vírus da doença da fronteira (BDV) **(Vilcek *et al.*, 2005)**. Além disso, o BVDV consiste em dois biótipos: o citopatogénico (cp), capaz de causar apoptose em células de cultura de tecidos, e o não citopatogénico (ncp), que não causa alterações patológicas em células de cultura de tecidos **(Lanyon *et al.*, 2014)**. O BVDV provoca imunossupressão, problemas digestivos, respiratórios e reprodutivos nos bovinos infectados **(Grooms e Keilen, 2002)**. O BVDV tem várias formas: forma aguda, forma infetada persistente e forma mucosa **(Lanyon *et al.*, 2014)**.

A forma aguda da infeção pelo BVDV conduz a várias perturbações reprodutivas, como a morte embrionária precoce e o aborto. Os touros infectados revelaram uma diminuição da concentração e da motilidade dos espermatozóides, bem como um aumento das anomalias espermáticas. A deteção imuno-histoquímica do antigénio do BVDV no ovário de casos infectados está associada à degeneração e necrose das células da granulosa e dos oócitos **(McGowan *et al.*, 1993)**. A infeção fetal com o BVDV depende da idade do feto; durante os 18th dias de gestação, o feto não estava ligado, pelo que não ocorreu infeção, uma vez que o BVDV não invade a zona pelúcida **(Moennig e liess 1995)**. Aos 41 dias de gestação, os cotilédones estão desenvolvidos, pelo que a infeção pode chegar ao feto, causando a morte embrionária **(McGowan *et al.*, 1993)**. A infeção com o BVDV aos 80-150 dias de gestação conduz a efeitos teratogénicos no cérebro, olhos e pulmões. Podem ocorrer morte fetal e aborto **(Webb *et al.*, 2012)**.

A ocorrência de infeção por BVDV durante 25-90 dias de gestação é capaz de inibir a secreção de interferão tipo 1, pelo que o vírus sobrevive no animal infetado, onde não há qualquer resposta de anticorpos (torna-se seronegativo), pelo que este animal nasce como caso de infeção persistente (IP) **(Groom, 2004 e Peterhans e Schweizer 2013)** e irá disseminar o vírus através do leite, saliva, sémen, urina e sangue. O BVDV está amplamente distribuído nos gânglios linfáticos, glândulas gastrointestinais, cérebro, epitélio, pulmão e pele **(Liebler-tenorio *et al.*, 2004).**

A forma mucosa do BVDV é a forma fatal da doença que ocorre em animais PI portadores do biótipo ncp do BVDV que sofreu mutação para se tornar cp BVDV **(Kummerer *et al.*, 2000).** O BVDV cp leva à inibição do processo de apresentação de antigénios nos monócitos e, por sua vez, deteriora as defesas antivirais, pelo que ocorre uma inflamação contínua **(Lee *et al.*, 2009).** O BVDV cp localiza-se nos centros germinais dos gânglios linfáticos e depois dissemina-se no epitélio do trato gastrointestinal **(Liebler-Tenorio *et al.*, 2000).** O BVDV cp sintetizou a proteína não estrutural NS3, que induziu a apoptose nas células infectadas, o que levou à depleção linfoide dos folículos linfóides. Também a necrose e o desaparecimento das microvilosidades intestinais estão associados à diarreia dos animais infectados. A morte pode ocorrer em poucos dias **(Bielefeldt-Ohmann 1995 e Yamane *et al.*, 2005).**

Arterite viral equina (EVA):

A arterite viral equina (AVE) é uma doença infecciosa universal dos cavalos que se distingue por uma pan-vasculite associada a hemorragia, edema e aborto em éguas prenhes. Os surtos de AVE são caracterizados por sinais clínicos transitórios e aborto em éguas prenhes. As células dos vasos sanguíneos são o principal alvo da EVA. O pulmão, o intestino, o rim, o trato reprodutivo e, ocasionalmente, a placenta são os locais de predileção da replicação viral **(Del Piero, 2000).** O EVA é um vírus envelopado de ARN de cadeia simples e sentido positivo. Existe apenas um serótipo conhecido de EVA **(Zhang *et al.*, 2007).** O EVA é isolado da urina, das secreções vaginais e das fezes **(McCollum *et al.*, 1987),** ao passo que noutros estudos o EVA é registado no ovário, no oviduto, no oócito e nas secreções uterinas **(Holyoak *et al.*, 2001).** O EVA infecta e replica-se nas células endoteliais, o que leva a danos graves no endotélio e na lâmina elástica interna subjacente, ganhando depois acesso à túnica média dos vasos sanguíneos infectados. A vasculite caracteriza-se por uma necrose fibrinóide proeminente de pequenas artérias musculares, acompanhada de extravasamento de eritrócitos e de material proteico para a túnica média, a túnica adventícia e os tecidos perivasculares **(Holyoak *et al.*, 1993)**. O aborto após a infeção experimental de uma égua grávida com EVA pode dever-se a uma infeção fetal letal, em vez de miometrite e/ou danos na placenta que prejudicam a síntese de progesterona, levando à ejeção do feto. Os tecidos dos fetos abortados contêm um título de vírus mais elevado do que os da sua mãe **(MacLachlan *et al.*, 1996)**.

Vírus da língua azul (VFCO):

A febre catarral (VFCO) é uma doença viral infecciosa não contagiosa, transmitida por artrópodes, dos ruminantes domésticos e selvagens. Caracteriza-se por febre alta, inflamação catarral das membranas mucosas bucal e nasal associada a inflamação da língua, do intestino e das lâminas sensíveis do pé **(Sperlova e Zendulkova, 2011)**. O vírus da língua azul é um membro do género Orbivirus da família Reoviridae **(Schwartz-Cornil *et al.*, 2008)**. O genoma do vírus consiste em 10 segmentos de ARN de cadeia dupla, cada um dos quais codifica pelo menos uma proteína viral **(Schoepp *et al.*, 1991)**. A língua azul é fundamentalmente uma doença dos ovinos com uma gama de sintomas clínicos ligeiros a graves **(Losos, 1986)**. A infeção do útero grávido pode provocar malformações congénitas ou a morte do feto, levando à reabsorção ou ao aborto **(Luedke, 1985)**. A infeção com o VFCO leva à necrose e apoptose celular **(Mortola *et al.*, 2004)**. Além disso, o vírus aumenta a permeabilidade vascular **(Drew *et al.*, 2010)**. Além disso, provoca uma resposta inflamatória grave e danos subsequentes nas células do animal infetado **(Schwartz-Cornil *et al.*, 2008)**. A patogénese da doença viral da língua azul é caracterizada por lesões em pequenos vasos sanguíneos do tecido alvo, causando oclusão vascular e enfarte dos tecidos. A infeção pelo vírus estimula os mediadores vasoactivos produzidos por trombócitos, células dendríticas, macrófagos e células endoteliais infectadas com o VFCO; e, em seguida, leva ao aumento dos danos endoteliais que interferem com a sua função e aumentam a permeabilidade vascular; e, finalmente, leva ao desenvolvimento de edema e efusões **(MacLachlan *et al.*, 2009)**.

Vírus da Peste dos Pequenos Ruminantes (PPRV):

O vírus Pest Des Petite Ruminant (PPRV) é uma das doenças virais mais importantes que infectam os animais domésticos e os pequenos ruminantes **(Banyard *et al.*, 2010)**. O PPRV é um vírus do género morbilivírus da família paramyxoviridae, que também inclui o vírus da peste bovina, o vírus do sarampo e o vírus da cinomose canina **(Woo *et al.*, 2012)**. O PPRV tem uma afinidade linfotrópica e epiteliotrópica, pelo que as lesões patológicas foram encontradas principalmente nos tecidos linfóides e epiteliais **(Scott, 1981)**. A partícula do PPRV é um vírus de ARN de sentido negativo envolvido por peplómeros de glicoproteínas (formados a partir de elementos de células infectadas) **(Rager *et al.*, 2002)**.

O PPRV raramente está correlacionado com a infertilidade e o aborto em animais infectados. O mecanismo pelo qual o aborto ocorre é atualmente desconhecido **(Banyard *et al.*, 2010)**. Embora tenha sido registada a co-infeção entre o vírus da PPR e os pestivírus em casos de aborto **(Kul *et al.*, 2008)**.

Vírus da febre aftosa (FMDV):

O vírus da febre aftosa (VFA) é um membro do género Aphthovirus, família Picornaviridae. O vírus da febre aftosa contém sete serotipos, nomeadamente, O, A, C, Asia1, SAT1, SAT2 e SAT3 **(Racaniello, 2001)**. A febre aftosa é uma doença viral extremamente contagiosa que infecta principalmente bovinos, suínos, ovinos e caprinos, levando a uma ameaça na indústria pecuária **(Longjam *et al.*, 2011)**. O vírus da febre aftosa é um vírus de ARN de cadeia simples que codifica 4 proteínas estruturais e 10 proteínas nao estruturais **(Grubman e Mason, 2002)**. O vírus da febre aftosa em animais adultos infectados causa uma baixa mortalidade (5%), em animais jovens infectados causa miocardite grave acompanhada de trombose que conduz a uma elevada mortalidade **(Woodbury, 1995)**. O vírus da febre aftosa é detectado 24 horas após a infeção experimental no tecido brônquico e peribrônquico. 72 horas após a infeção, o vírus é detectado em queratinócitos da língua, palato mole, patas e traqueia **(Brown *et al.*, 1992 e Lawrence *et al.*, 2016)**.

O vírus da febre aftosa tem provas fundamentais aquando da infeção de ovelhas grávidas, podendo ocorrer aborto **(Littlejohn, 1970)**. Poucos relatos propuseram uma doença clínica mais grave em ovelhas prenhes em comparação com casos não prenhes **(Brown, 2003)**. O vírus da febre aftosa pode atravessar a placenta aos 45, 75 e 90 dias de gestação em ovelhas prenhes injectadas experimentalmente, levando à morte fetal **(Ryan *et al.,* 2008)**. Além disso, a elevada incidência de transmissão transplacentária pode ocorrer em mães infectadas na primeira fase da gestação **(Arzt *et al.,* 2009)**.

NOVAS TENDÊNCIAS NO DIAGNÓSTICO PATOLÓGICO DE DOENÇAS VIRAIS QUE CAUSAM INFERTILIDADE EM ANIMAIS DE CRIAÇÃO

I-IMUNOHISTOQUÍMICA

Princípios da imunohistoquímica (IHC):

A imunohistoquímica (IHC) é uma ferramenta moderna para identificar antigénios celulares através da reação antigénio-anticorpo. O método IHC é muito utilizado para obter informações mais precisas que não estão disponíveis através dos métodos microscópicos tradicionais ou da microscopia eletrónica de transmissão **(Idikio, 2010)**. A IHC direta é simplesmente realizada utilizando anticorpos primários marcados com fluorescência (imunofluorescência) ou anticorpos primários marcados com enzimas (imunoperoxidase) para detetar diretamente o local da reação **(Bancroft e Gamble, 2008)**.

Os métodos de IHC indireta conferem uma grande sensibilidade à reação. O antigénio alvo nas amostras de tecido é incubado com o seu anticorpo específico não marcado (conhecido como anticorpo primário). O anticorpo secundário (anti-espécie) é reconhecido e conjugado com o anticorpo primário. O anticorpo secundário tem a capacidade de se marcar com um grande número de moléculas de enzimas (sistema de deteção de enzimas como a peroxidase). Um substrato cromogénico como a Di-Amino-Benzidina (DAB) "castanha" ou o aminoetilcarbazol "vermelho" reage com a enzima para precipitar uma cor estável no mesmo local de localização do antigénio **(Jordan *et al.*, 2002)**.

Protocolo de imunohistoquímica:

1-Fixação dos tecidos:

O principal objetivo da fixação é impedir que o tecido seja alterado por enzimas autolíticas ou microrganismos **(Herzer e Englert, 2001 e Ramos Vara *et al.*, 2005)**. O fixador mais comummente utilizado nos estudos de IHC é a formalina neutra tamponada. No entanto, esta leva a ligações cruzadas proteína-proteína e proteína-ácido nucleico que mascaram os epítopos do antigénio (locais de ligação do antigénio). Para ultrapassar este facto, o tempo de fixação do tecido em formalina não deve ser superior a 48 horas **(Ramos Vara *et al.*, 2008)**.

2-Recuperação de antigénios:

A recuperação do antigénio tem uma grande importância na IHC, pois aumenta a capacidade do anticorpo para penetrar nas células e atingir os antigénios alvo. A recuperação do antigénio é conseguida através da quebra de ligações de hidrogénio cruzadas, quelação de cálcio, para além da desparafinização e reidratação do tecido **(Ramos Vara *et al.*, 2008)**.

Podem ser utilizados os seguintes métodos para a recuperação de antigénios:

Digestão enzimática 2-a-Proteolítica:

A técnica de recuperação de epítopos induzida por protease (PIER) é a técnica de recuperação de antigénios mais utilizada. Têm sido utilizadas várias enzimas na recuperação enzimática, como a proteinase K, a pepsina, a tripsina e a pronase **(Ramos Vara *et al.*, 2008)**. A eficiência da PIER baseia-se em múltiplos factores, como o tipo e a concentração da enzima, as condições de incubação (temperatura, pH e tempo de incubação) e a duração da fixação. A desvantagem do método de recuperação enzimática é a sobredigestão do tecido examinado. A recuperação enzimática deve ter em conta um equilíbrio crítico entre a sub e a sobredigestão **(Bancroft e Gamble, 2008)**.

2-b-Técnicas de recuperação de epítopos induzidos pelo calor (HIER):

A recuperação de antigénios (desmascaramento) para o tecido fixado com formalina (fixador de ligações cruzadas) foi revolucionada pela utilização dos métodos de recuperação de epítopos induzidos pelo calor (HIER) **(Morgan *et al.*, 1997)**. Os tanques de hidrogénio e cálcio que se formam durante a fixação com formalina mascaram o antigénio e impedem a reação antigénio-anticorpo **(Bancroft e Gamble, 2008)**. A indução pelo calor pode desmascarar (revelar) os epítopos através da hidrólise das ligações de hidrogénio e da quebra das ligações de cálcio formadas pelo formaldeído (**Ramos Vara *et al.*, 2005**).

Existem vários métodos para HIER que incluem:

A recuperação de antigénio por micro-ondas é o método alternativo à digestão por enzimas proteolíticas. O tempo de aquecimento real depende de vários factores como a potência do forno, o tipo de fixador e a sua duração, a espessura da secção de tecido e o antigénio a ser demonstrado (**Shi *et al.*, e Arpita Kabiraj *et al.*, 2015**).

A recuperação de antigénios em panelas de pressão é utilizada como método de substituição do forno de micro-ondas. Atinge uma temperatura que permite desmascarar os antigénios nucleares como bcl-6, p53 (**Arpita Kabiraj *et al.*, 2015**).

A recuperação de antigénio por vaporização induz menos danos nos tecidos do que outras técnicas de aquecimento. Por outro lado, este método é menos eficaz do que os métodos de cozedura por micro-ondas e por pressão (**Bancroft e Gamble, 2008**).

O método de aquecimento em banho-maria consegue obter uma recuperação adequada do antigénio a 90°C. A recuperação do antigénio é melhorada elevando a temperatura para 95-98°C e diminuindo o período de incubação. A vantagem deste método é manter a integridade das secções de tecido, uma vez que a temperatura é fixada abaixo da temperatura de ebulição. A desvantagem deste método é o facto de consumir mais tempo do que os outros métodos (**Bancroft e Gamble, 2008**).

3- Amplificação da reação antigénio-anticorpo:

A amplificação da reação antigénio-anticorpo é conseguida através do reconhecimento do anticorpo primário por um grande número do mesmo anticorpo secundário. A região FC (Fragment of Constant region) do anticorpo primário contém múltiplos locais de ligação nos quais o anticorpo secundário se pode ligar ao anticorpo primário. O anticorpo secundário é capaz de se conjugar com numerosas moléculas de enzimas, como a enzima peroxidase. Este complexo é, por sua vez, transportado numa estrutura de dextrano (como molécula transportadora). Estas sequências proporcionam uma grande amplificação da reação, necessária para detetar e localizar níveis baixos de antigénios em amostras de tecidos **(Bancroft e Gamble, 2008 e Arpita Kabiraj *et al.*, 2015)**.

4-Bloqueio de enzimas endógenas:

Os tecidos contêm normalmente muitos tipos de enzimas endógenas peroxidase e fosfatase alcalina que provocam reacções falsas positivas na IHC. O bloqueio das enzimas endógenas é essencial para evitar resultados falsos positivos. A enzima peroxidase endógena pode ser bloqueada por incubação das secções de tecido com peróxido de hidrogénio **(Bancroft e Gamble, 2008 e Arpita Kabiraj *et al.*, 2015)**.

5-Bloqueio da coloração de fundo:

A atividade das enzimas endógenas leva a interações hidrofóbicas e iónicas que provocam uma coloração de fundo inespecífica na IHC. A reação hidrofóbica pode ser diminuída através da adição de reagentes bloqueadores de proteínas, detergentes ou concentrações elevadas de sal **(Bancroft e Gamble, 2008 e Arpita Kabiraj *et al.*, 2015)**. A coloração de fundo inespecífica ocorre muito em certos tipos de tecidos como o epitélio, os adipócitos e os tecidos conjuntivos. Os resultados falsos positivos podem resultar da presença de biotina endógena não bloqueada, presente tanto em tecidos normais como em tecidos neoplásicos **(Herzer e Englert, 2001)**.

6-Controlo:

A amostra de tecido de controlo positivo é o tecido que se sabe previamente possuir o antigénio alvo. O tratamento das amostras de tecido de controlo positivo deve ser feito da mesma forma que o tecido testado para cada procedimento utilizado **(Ramos Vara *et al.*, 2008)**. A lâmina de tecido de controlo é exposta a todas as etapas da IHC, exceto a etapa de incubação do anticorpo primário; esta etapa é substituída pela incubação da lâmina de tecido de controlo negativo com o tampão de lavagem do anticorpo **(Bancroft e Gamble, 2008)**.

Tipos de imunohistoquímica:

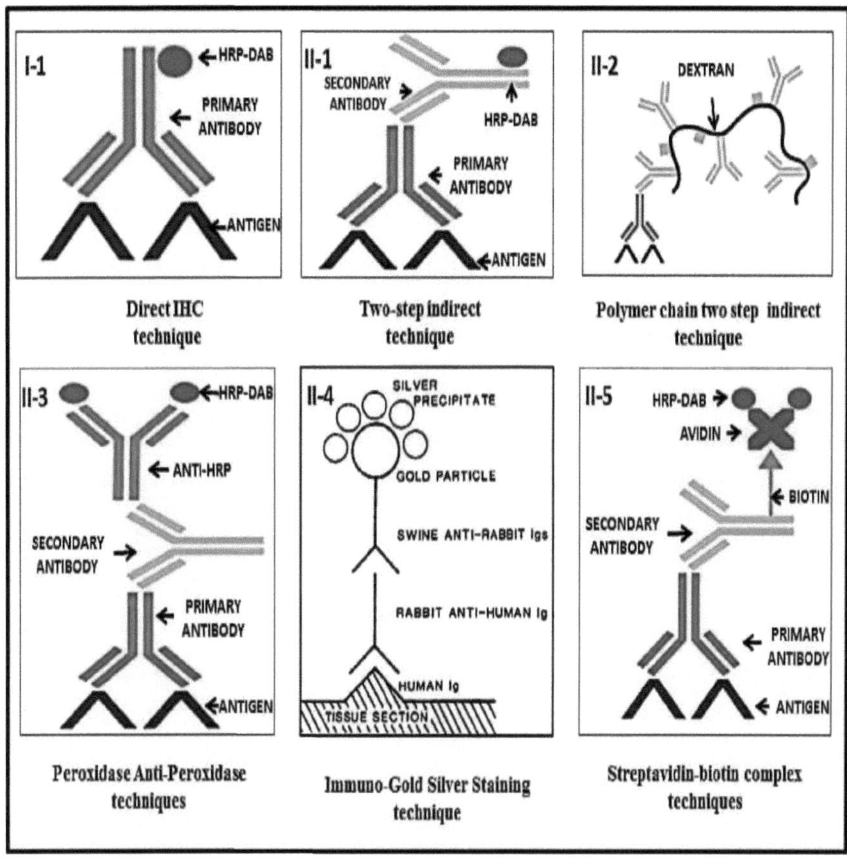

Figura 1: Figuras gráficas que simplificam os diferentes tipos de imunohistoquímica (Ehtisham *et al.*, 2016).

1-Técnica de imunohistoquímica direta:

1-a-Técnica tradicional de IHC direta:

A técnica direta é altamente simplificada, rápida e fácil, utilizando anticorpos primários marcados que reagem diretamente com o antigénio na preparação histológica. Os materiais marcados utilizados podem ser um fluorocromo ou uma enzima **(placa 1-Fig I-1)**. A simplicidade da reação leva a que a sua sensibilidade seja inferior à obtida por outras técnicas avançadas **(Bancroft e Gamble, 2008)**.

1-b-Nova técnica direta (Enhanced Polymer One step Staining method (EPOS)):

Esta técnica depende da conjugação entre numerosos números de moléculas de anticorpos primários marcados com enzimas peroxidase que são transportadas no polímero dextrano (transportador da enzima e do anticorpo secundário). A amplificação da reação e a sensibilidade são alcançadas em comparação com a técnica direta tradicional (**Arpita Kabiraj** *et al.,* **2015**).

2-Técnica de imunohistoquímica indireta:

2-a-Técnica de IHC indireta em duas fases:

Esta técnica utiliza um anticorpo primário não marcado. Pode ser reconhecido por um anticorpo secundário marcado que reage com a porção FC do anticorpo primário (anticorpo anti-espécie). O anticorpo secundário é marcado com a enzima peroxidase de rábano (HRP), que é a enzima mais utilizada atualmente para reagir com um substrato cromogénico adequado, como o H2O2-DAB **(Placa 1-Fig II-1)**. Ocorre o desenvolvimento de cor no local da reação antigénio-anticorpo. Esta técnica proporciona uma grande sensibilidade e flexibilidade do que a IHC direta, em que o mesmo anticorpo secundário marcado pode reagir com vários tipos de anticorpos primários formados na mesma espécie animal (**Bancroft e Gamble, 2008**).

Técnica de IHC indireta em duas fases de cadeias poliméricas 2-b:

Neste método, é utilizado um anticorpo primário não marcado. Este é conjugado com um anticorpo secundário marcado com a enzima HRP. O complexo anticorpo secundário-enzima HRP é transportado numa cadeia de polímero de dextrano como molécula transportadora **(placa 1 - Fig. II-2) (Bancroft e Gamble, 2008 e Arpita Kabiraj** *et al.,* **2015)**.

Técnicas de IHC 2-c-Peroxidase Anti-Peroxidase (PAP):

O método PAP surge como um protocolo de desenvolvimento da IHC indireta. Esta técnica é efectuada utilizando o complexo peroxidase anti-peroxidase (PAP) (**Arpita Kabiraj** *et al.,* **2015**). O antigénio alvo é reconhecido pelas etapas consecutivas (por exemplo) como:

(a) Incubação de antissoro específico de ratinho não marcado (anticorpo primário) com tecido.

(b) Reconhecimento do anticorpo primário não marcado através da utilização de anticorpo de cabra anti-rato (anticorpo secundário).

(c) Aplicação do complexo específico de anticorpos PAP de ratinho (anticorpo terciário). O anticorpo primário e o anticorpo anti-peroxidase têm de ser originários da mesma espécie, sendo o local de ligação ao antigénio do anticorpo secundário reconhecido na porção FC (específica da espécie) de ambos ao mesmo tempo, como se mostra na **(Placa 1-Fig II-3) (Arpita Kabiraj *et al.*, 2015)**.

Técnica IHC de coloração 2-d-imuno-ouro-prata (IGSS):

É o protocolo de imunolocalização ideal para o estudo ultra-estrutural e pode ser realizado tanto em técnicas de IHC diretas como indirectas. Nesta ferramenta, as moléculas de ouro são utilizadas como material marcado para o anticorpo. As moléculas de ouro são reforçadas pela adição de partículas de prata para produzir um precipitado de prata metálica que cobre o marcador de ouro coloidal e que pode ser visto ao microscópio ótico **(Placa 1-Fig II-4)**. A vantagem do IGSS é ser mais sensível do que a técnica PAP, mas também tem uma desvantagem, uma vez que se verifica a existência de um precipitado de prata fino não específico no fundo, que interfere com a deteção de quantidades mínimas de antigénio **(Arpita Kabiraj *et al.*, 2015)**.

Técnicas de IHC do Complexo 2-e-Estreptavidina-Biotina (ABC):

O método ABC é designado por método de três etapas **(Childs e Unabia, 1982)**. (a) Em primeiro lugar, é utilizado um anticorpo primário não marcado específico para o antigénio alvo. (b) Em segundo lugar, o anticorpo primário é incubado com anticorpo secundário biotinilado (actua como anti-espécie da mesma espécie a partir da qual o anticorpo primário foi criado).

(c) Em terceiro lugar, é adicionado um complexo de biotina e estreptavidina conjugadas com a enzima HRP **(placa 1, figura II-5)**. Uma molécula de avidina contém quatro sítios de ligação para a biotina (**Hsu *et al.*, 1981**).

A enzima mais comum utilizada é a peroxidase de rábano ou a fosfatase alcalina. Em seguida, é adicionado um cromogénio à escolha, como o H2O2-DAB (**Bancroft e Gamble, 2008**). A elevada afinidade da avidina pela biotina torna a técnica ABC rápida, sensível e irreversível (**Childs e Unabia, 1982 e Arpita Kabiraj *et al.*, 2015**).

Vantagem da técnica de imunohistoquímica:

A IHC melhora a deteção, localização e distribuição da proteína alvo, mesmo em biópsias de tecidos pequenos ou grandes. A IHC é eficaz em estudos de investigação de elevado rendimento, tal como no microarray de ADN. A amplificação da reação de IHC através de métodos indirectos de deteção aumenta a intensidade do sinal (**Idikio, 2010**).

O protocolo IHC é o método eficaz para a deteção dos vírus que crescem lentamente em cultura de tecidos (**Miller e Maaten, 1989**). A IHC é capaz de diagnosticar os vírus através da produção de preparações permanentes de tecido fixado em formalina e embebido em parafina (mesmo com blocos de tecido com prazo de validade antigo) que podem ser examinados ao microscópio de luz. Além disso, a IHC minimiza o risco de manuseamento das amostras de tecido recém-colhidas infectadas que contêm microrganismos vivos. Finalmente, a IHC ajuda a estabelecer uma ligação entre as alterações histopatológicas ocorridas no tecido infetado e o antigénio dos agentes causadores no mesmo campo (**Haines e Clark, 1991**).

Desvantagem da técnica de imunohistoquímica:

A capacidade da IHC para quantificar o conteúdo da proteína alvo é limitada (**Idikio, 2010**). A coloração de fundo inespecífica é um dos problemas mais comuns na IHC e pode afetar seriamente a interpretação das reacções imunológicas (**Ramos Vara *et al.*, 2005**).

Aplicações da imunohistoquímica no diagnóstico de doenças virais que causam infertilidade em animais de criação:

1-Vírus da diarreia viral bovina (BVDV):

A IHC é um dos métodos mais importantes no diagnóstico de casos infectados pelo BVDV **(Drishkell e Ridpath, 2006)**. O antigénio do BVDV pode ser detectado em infecções persistentes (IP) com uma sensibilidade que atinge 100% e em alguns casos agudos por IHC na biópsia cutânea do entalhe auricular **(Cornish *et al.*, 2005 e Lanyon *et al.*, 2014)**, enquanto a IHC na pele registou 40% de positividade nos casos examinados de vitelos infectados de forma aguda com BVDV **(Grooms e Keilen, 2002)**. A infeção pelo BVDV apresenta uma variação na intensidade do seu antigénio entre a camada epidérmica e o epitélio dos folículos pilosos, enquanto os folículos pilosos são o local de predileção para o BVDV em bovinos infectados **(Njaa *et al.*, 2000)**.

2-Vírus da Rinotraqueíte Infecciosa Bovina (IBRV):

A IHC tem sido utilizada para o diagnóstico do IBRV **(Mahajan *et al.*, 2013)**. A sensibilidade da IHC na deteção do IBRV em tecidos é semelhante à do isolamento do vírus **(Ayers *et al.*, 1989 e Smith, 1997)**. A IHC foi bem sucedida na deteção do antigénio do IBRV em cotilédones de placenta e amostras de tecido fetal **(Mahajan *et al.*, 2013)**. É notável relatar que o antigénio do IBRV foi detectado em blocos de parafina de tecidos fetais de bovinos abortados que tinham um prazo de validade de 25 anos **(Ogino *et al.*, 1996)**. O antigénio do IBRV foi detectado em tecido fetal abortado por IHC. No entanto, a cultura viral foi negativa em casos de poucos focos de infeção viral **(Miller e Maaten, 1989)**. Além disso, a técnica da imunoperoxidase pode detetar e localizar antigénios virais do IBR no epitélio de revestimento dos brônquios, bronquíolos e alvéolos de bovinos infectados **(Narita *et al.*, 2000)**.

3- Arterite viral equina (EVA):

A imunohistoquímica é uma técnica fiável e rápida para o diagnóstico de antigénios da arterite viral equina (EVA) em tecidos infectados de cavalos **(Del Piero,**

2000). Foi registada a utilização bem sucedida do método da imunoperoxidase ABC para a deteção de antigénios do EVA em tecidos fixados em formalina e incluídos em parafina, bem como em tecidos congelados **(Del Piero, 2000 e Holyoak *et al.*, 2008).** A deteção do vírus EVA em tecidos incluídos em parafina foi efectuada através da deteção da proteína do nucleocapsídeo (a proteína mais específica do EVA) com um complexo estreptavidina-biotina marcado com peroxidase de rábano **(Weiland *et al.*, 2000 e Starick *et al.*, 2001).** A IHC detecta e localiza eficazmente o antigénio do vírus EVA em grandes áreas dos alvéolos, bronquíolos, brônquios, rins e baço, utilizando anticorpos primários monoclonais específicos anti-EVA **(Szeredi *et al.*, 2003).**

4-Peste do Vírus dos Pequenos Ruminantes (PPRV):

As técnicas de imunofluorescência e imunoperoxidase podem ser efectuadas em diferentes amostras de tecido e esfregaços conjuntivais colhidos na necropsia de casos infectados com PPR **(Banyard *et al.*, 2010).** A reação de imunomarcação é utilizada para detetar a localização intracitoplasmática do PPRV nos macrófagos infiltrados no endométrio e nos pulmões pneumónicos infectados. Os enterócitos também mostraram a localização antigénica do PPRV **(Madboli e Ali, 2012).** O PPRV é raramente associado à infertilidade e ao aborto em casos infectados. O mecanismo pelo qual o aborto ocorre ainda é desconhecido **(Abubakar *et al.*, 2008; Banyard *et al.*, 2010).** No entanto, foi registada uma infeção mista de PPRV com pestivírus em casos de aborto **(Kul *et al.*, 2008).**

5- Vírus da língua azul (VFCO):

A imunohistoquímica fornece uma estimativa completa da distribuição antigénica do vírus da língua azul (VFCO) no tecido infetado. Os antigénios do VFCO podem ser detectados em secções de tecido congeladas e incluídas em parafina utilizando diferentes métodos imuno-histoquímicos, sendo o protocolo IHC a forma excelente de manter a estrutura antigénica do VFCO e, ao mesmo tempo, a morfologia dos tecidos infectados **(Maclachlan *et al.*, 1990; Gonzalez *et al.*, 2001 e Sanchez-Cordon *et al.*, 2010).** O antigénio imunomarcado do VFCO foi detectado em ovinos e caprinos com elevada intensidade nos tecidos dos gânglios linfáticos mesentéricos, baço, fígado e pulmões, que foram registados como os órgãos-alvo da infeção pelo VFCO **(MacLachlan, 1994 e Sanchez-Cordon *et al.*, 2010)**. A existência de linfócitos e macrófagos infectados nestes órgãos-alvo confirmou o papel destas células na propagação da infeção pelo VFCO **(Barratt-Boyes *et al.*, 1995 e Sanchez-Cordon *et al.*, 2010)**. A diferença na intensidade da imunomarcação da infeção pelo VFCO entre várias espécies animais infectadas pode ser atribuída à sua suscetibilidade à infeção pelo VFCO **(Sanchez-Cordon *et al.*, 2010)**. A técnica de coloração com ouro e prata (IGSS) é utilizada para a deteção da distribuição aleatória de partículas do vírus da língua azul na superfície das células hospedeiras, utilizando o microscópio eletrónico **(Brookes *et al.*, 1993)**.

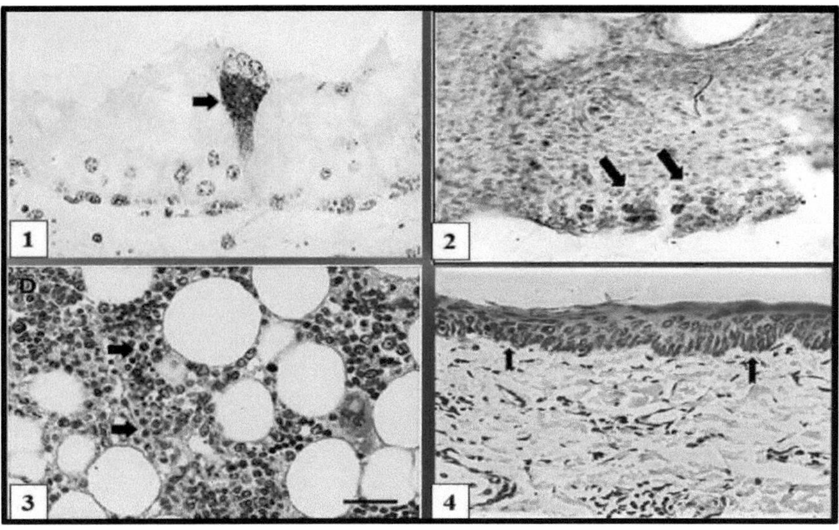

Figura 2: Diagnóstico imunohistoquímico de algumas doenças virais que causam infertilidade em animais de criação:

Fig.1: Corioalantóide de feto equino infetado com EVA mostrou abundante antigénio EAV intracitoplasmático em células sinciciais do trofoblasto. Hematoxilina e ABC. Barra = 25 mm **(Del Piero, 2000)**.

Fig.2: O útero de uma ovelha infetada com PPRV mostrou que o antigénio intracitoplasmático do PPRV nos macrófagos invade o endométrio. Hematoxilina-ABC X 400 **(Madboli e Ali, 2012)**.

Fig.3: Medula óssea de cabra com imunomarcação positiva das células hematopoiéticas para a proteína VP7 do vírus da língua azul. Hematoxilina e ABC X 400 **(Sanchez-Cordon *et al.*, 2010)**.

Fig. 4: A biópsia da pele do entalhe auricular de uma vaca não grávida infetada com o BVDV mostrou uma imunomarcação positiva do antigénio intracitoplasmático do BVDV na camada epidérmica Hematoxilina e ABC X 400 (**Desouky** *et al.*, **2015**)

II-HIBRIDAÇÃO IN SITU

A hibridação *in situ* é uma técnica que é utilizada para a localização e deteção de sequências específicas de ADN e ARN no interior de células e secções de tecido preservadas, através da hibridação da cadeia complementar de uma sonda de nucleótidos a uma sequência específica **(Coulton e de Bellerochean 1992 e Kute *et al.*, 2013)**. Os híbridos formados são então visualizados e localizados por autorradiografia para sondas marcadas radioactivamente ou pelo desenvolvimento de uma reação cromogénica histoquímica para sondas marcadas no seu ambiente celular **(Fig. 2) (Bishop, 2010 e Ehtisham, *et al.*, 2016)**. A principal vantagem da hibridação *in situ* é o facto de ajudar os investigadores a estudar a forma como a distribuição de ácidos nucleicos específicos está relacionada com os produtos proteicos do gene alvo e a sua relação com as estruturas celulares utilizando a imunohistoquímica **(Coulton e de Bellerochean 1992)**

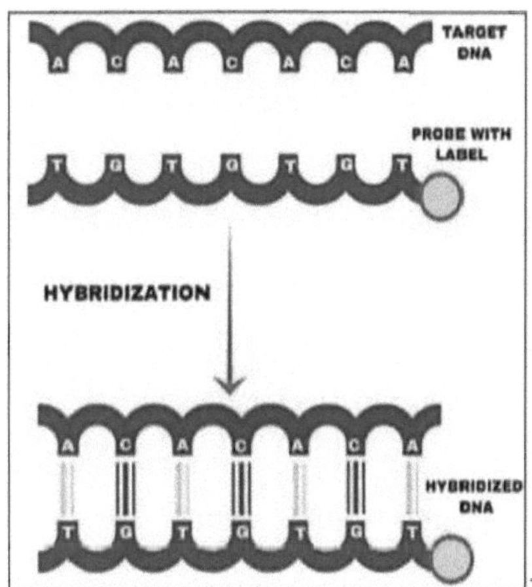

Fig. 3 Ehtisham, et al., 2016

Tipos de sonda

No protocolo ISH são utilizados vários tipos de sondas, nomeadamente

a. Sonda de ADN de cadeia dupla.

b. Sondas de ADN de cadeia simples.

c. Sondas de ARN.

d. Oligo-sondas.

Tamanho da sonda

O tamanho ideal da sonda utilizada na técnica ISH é de cerca de 200-300 pb. Apesar disso, as sondas podem ser tão pequenas como 20-40 pb ou tão grandes como 1000 pb. A especificidade da sonda aumenta com o aumento do comprimento da sonda. A desvantagem da sonda de grandes dimensões é o facto de ter uma menor eficácia de penetração celular nos tecidos reticulados. A eficiência da penetração da sonda nas células-alvo depende do tipo de fixador utilizado e da natureza do tecido examinado (**Morrison** *et al.*, **2002**).

Etapas da hibridação *in situ*:

1-Pré-tratamento de espécimes:

As amostras de tecido são submetidas a processamento, inclusão em parafina, seccionamento e desparafinização. É essencial aderir as amostras de tecido em lâminas de vidro especialmente tratadas para evitar que o tecido se perca durante o processo de hibridação. Os materiais adesivos disponíveis incluem lâminas com carga positiva ou lâminas revestidas com gelatina, cromo alúmen ou polilisina (**Looi e Cheah, 1992 e Ehtisham** *et al.*, **2016**). A técnica de ISH requer o espalhamento de cromossomas metafásicos, que pode ser obtido através da fixação com metanol/ácido acético. Quando o ácido nucleico alvo é o ARN, as lâminas de tecido e os instrumentos devem ser tratados com água de pirocarbonato de dietilo (água DEPC) como inibidor de RNAses para proteger o ARN da degradação (**Bancroft e Gamble, 2008**).

2-Digestão enzimática proteolítica:

A fixação de amostras de tecido com fixadores de reticulação como o formaldeído mascara as células do tecido fixado (formando pontes de metileno). O desmascaramento das células alvo é um passo importante na ISH. A digestão proteolítica melhora a penetração da sonda e de todos os reagentes de ISH nas células-alvo, aumentando a permeabilidade celular sem degradação dos tecidos (**Bancroft e Gamble, 2008**).

3-Pré-hibridação:

Antes da hibridação, o ácido nucleico alvo e a sonda (se for utilizada uma sonda de cadeia dupla) devem ser desnaturados numa cadeia simples. A etapa de desnaturação pode ser efectuada através da exposição de lâminas de tecido a reagentes térmicos ou alcalinos **(Ehtisham,** *et al.,* **2016)**.

4-Hibridação:

A hibridação é a operação através da qual uma sonda de cadeia simples específica marcada é recozida com uma sequência alvo de cadeia simples complementar para formar um híbrido de cadeia dupla marcado. A hibridação forma ligações de hidrogénio estabilizadas entre a sonda e o ácido nucleico alvo **(Ehtisham,** *et al.,* **2016)**. A sensibilidade da deteção pode ser aumentada aumentando o aquecimento onde o ácido nucleico de cadeia dupla marcado recém-formado (hibridizado) é termoestável enquanto a reação não específica é termo-lábil **(Tenover, 1988)**.

5-Lavagem pós-hibridação:

A lavagem pós-hibridação tem por objetivo diminuir a ligação não específica entre a sonda e o ácido nucleico alvo. No entanto, uma hibridação eficiente é preferível a uma lavagem pós-hibridação rigorosa para evitar a ligação não específica na técnica ISH **(Poulsen** *et al.,* **2008)**.

6-Métodos de deteção:

O produto da hibridação pode ser visualizado por vários métodos. A escolha do método de deteção depende, em primeiro lugar, da natureza das moléculas marcadoras da sonda utilizada e, em segundo lugar, do método utilizado na ISH. Estão disponíveis dois métodos de marcação da sonda: direto e indireto **(de Muro, 2008)**.

6-a-Método de deteção direta:

As moléculas marcadas são conjugadas com uma sonda de ADN ou ARN como material de marcação direta, que inclui moléculas fluorescentes e enzimáticas **(Hilario, 2004 e Bancroft e Gamble, 2008)**. A desvantagem da deteção direta para a ISH é que a penetração da sonda nas células-alvo é reduzida. Por conseguinte, são preferidos os métodos indirectos **(Diamandis e Christopoulos, 1991; Morrison *et al.*, 2002 e Ehtisham, *et al.*, 2016).**

São utilizados vários métodos diretos:

1- Deteção enzimática.

2- Deteção de autorradiografia.

3- Deteção de fluoróforos.

6-b-Método de deteção indireta:

O método indireto de deteção da hibridação depende da internalização da sonda específica conjugada com um grupo ativo como a biotina ou a proteína digoxigenina. As sondas marcadas com digoxigenina resultantes são detectadas através da utilização de um anticorpo monoclonal específico anti digoxigenina biotinilado. O anticorpo biotinilado tem a afinidade de se ligar ao complexo estreptavidina-peroxidase de rábano de cavalo (HRP), que reage com o complexo cromogéneo do substrato como H2O2-DAB, que é fácil de visualizar por exame microscópico de luz **(Nederlof *et al.*, 1990; Ehtisham, *et al.*, 2016).**

ISH múltipla:

Podem ser detectados diferentes alvos de ácidos nucleicos utilizando mais do que uma sonda (cada sonda para a sua sequência alvo complementar). São utilizados diferentes sistemas de deteção com cada sonda nas mesmas secções de tecido. Este método dá origem a produtos finais de cores diferentes. É possível obter a visualização e a avaliação dos múltiplos alvos de ácido nucleico **(Alonso *et al.*, 2004).**

HIBRIDAÇÃO FLUORESCENTE *IN SITU* (PEIXE):

A técnica FISH oferece uma possibilidade específica de marcar um cromossoma individual ao longo de todo o seu comprimento. Pode também detetar as alterações cromossómicas invisíveis, como as deleções e duplicações. A técnica FISH detecta uma área específica de um cromossoma que brilha intensamente nesse local específico do cromossoma. No caso de uma deleção, a FISH detecta apenas um ponto brilhante em vez de dois (um em cada cromatina). Em caso de duplicação cromossómica, são vistos três pontos brilhantes em vez de dois (**Raff e Schwanitz, 2001**).

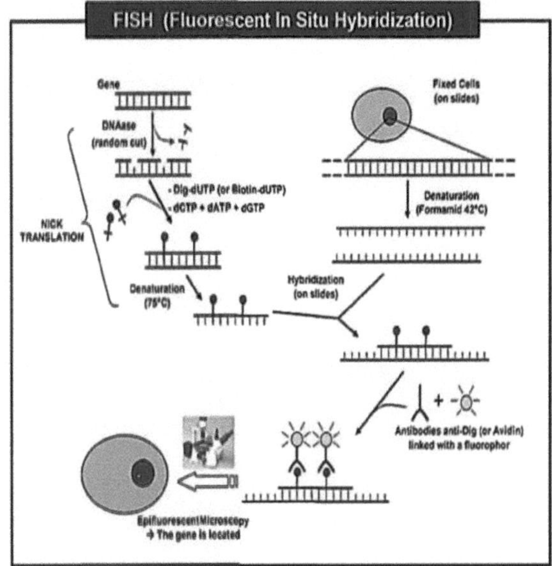

Fig. 4: Esquema do princípio da técnica FISH

A sonda utilizada na técnica FISH é marcada direta ou indiretamente.

1. Técnica de FISH com marcação direta: É utilizado um nucleótido marcado com fluorescência durante a síntese da cadeia da sonda. Esta marcação fluorescente é inserida diretamente na cadeia da sonda, que é facilmente visualizada por microscópio fluorescente.

2. Técnica de FISH de marcação indireta: A sonda é conjugada com moléculas de hapteno (como a digoxigenina ou a proteína biotina). As sondas marcadas com

haptenos são depois detectadas utilizando anticorpos anti-digoxigenina (anti-DIG) ou anti-biotina marcados com material fluorescente, como se mostra na **Fig. 3.** Este material fluorescente é facilmente visualizado por exame microscópico fluorescente **(Zhang e Brandwein, 1999).**

O método da sonda diretamente marcada é simples, fácil e mais rápido do que o método indireto. Por outro lado, a marcação indireta permite amplificar o sinal através da utilização de várias camadas de anticorpos, ao passo que a sonda marcada com digoxigenina é reconhecida pelo anticorpo anti-digoxigenina não marcado (como anticorpo primário) que, por sua vez, é reconhecido por várias moléculas de anticorpo secundário marcadas com material fluorescente. Por conseguinte, a técnica de FISH indireta forma um sinal fluorescente brilhante em comparação com a técnica de FISH de marcação direta **(Speicher e Carter, 2005).**

Vantagens da ISH:

1. A metodologia da ISH é muito simples.

2. A ISH fornece resultados de elevada especificidade.

3. A interpretação dos resultados da ISH no exame microscópico é fácil de efetuar.

4. A ISH pode ser efectuada em amostras de tecidos congelados, tecidos fixados em formalina e incluídos em parafina, cultura de tecidos ou esfregaços sem necessidade de amostras especiais **(Looi e Cheah, 1992 e Ehtisham,** *et al.,* **2016).**

Aplicações da ISH no diagnóstico de doenças virais que causam infertilidade:

1-Dirreia viral bovina (BVDV):

A ISH detecta e localiza com precisão o ARN do BVDV nas secções dos gânglios linfáticos dos animais persistentemente infectados, utilizando uma ribossonda. Esta sonda é específica para a deteção da região do genoma do vírus que codifica a proteína não estrutural 2 (NS2) **(Desport** *et al.,* **1994).** O vírus ARN encontra-se principalmente nas células T do centro germinal do nódulo linfático, que também é positivo pelo método imuno-histoquímico **(Collins *et al.*, 1999)**.

2-Vírus do herpes bovino-4 (BHV-4):

Os ácidos nucleicos do BHV-4 são detectados em bovinos por hibridação *in situ* em células localizadas na zona marginal do baço. O BHV-4 foi isolado apenas dos linfócitos T e B depletados. Este resultado é consistente com registos anteriores num modelo de coelho de persistência do BHV-4 em macrófagos esplénicos **(Lopez *et al.*, 1996)**. O genoma do vírus do herpes bovino-4 (BoHV-4) é detectado em fetos de bovinos abortados através de técnicas de PCR e ISH. É efectuada uma ISH sensível e não radioactiva para visualizar o ácido nucleico do BHV-4 nas secções de tecido fixadas em formalina e incluídas em parafina. A sonda marcada com digoxigenina é utilizada como sonda de ISH. Esta técnica permite obter uma sensibilidade máxima e um fundo inespecífico mínimo **(Schwarzacher e Heslop-Harrison, 2000)**.

3-Bluetongue (BTV):

A hibridação de ácidos nucleicos *in situ* é utilizada para detetar a capacidade dos ácidos nucleicos do vírus da febre catarral ovina (VFCO) de existirem nas células mononucleares do sangue. É aplicado um protocolo normalizado para a visualização das sequências genéticas do VFCO em células mononucleares bovinas cultivadas in vitro infectadas experimentalmente. A hibridação *in situ* com sondas de ARN de cadeia simples biotiniladas revelou um sinal positivo, mas com uma intensidade limitada, das células mononucleares de cultura infectadas com o VFCO **(Dangler *et al.*, 1990)**. A técnica ISH foi desenvolvida para localizar e detetar o ARN do vírus da febre catarral ovina nas células específicas das culturas de tecidos. A sensibilidade da ISH na deteção do serótipo 17 do VFCO é equivalente à sensibilidade da deteção de antigénios utilizando Ag ELISA. A ISH é menos sensível do que as técnicas de isolamento do vírus ou de deteção de antigénios na pesquisa dos outros serótipos do VFCO. O diagnóstico do vírus da língua azul em tecidos de casos infectados por ISH é eficazmente conseguido através da utilização de sondas radiomarcadas específicas **(Schoepp *et al.*, 1991)**.

4-Vírus do herpes equino-1 (EHV-1):

A ISH é utilizada para identificar a presença do EHV-1 no tecido placentário e em fetos abortados de casos infectados. Os sinais positivos de hibridação são detectados no citoplasma trofoblástico e no epitélio do alantocoro da placenta (**Mukaiya *et al.*, 2000**). O ADN do EHV-1 encontra-se principalmente nos núcleos das células epiteliais coriónicas (**Szeredi *et al.*, 2003**). Além disso, a hibridação *in situ* é efectuada nas secções de tecido uterino infetado pelo EHV-1 após o aborto. O ácido nucleico do EHV-1 encontra-se nas células endoteliais das arteríolas endometriais e no epitélio de revestimento das glândulas uterinas (**Smith e Borchers, 2001**).

III-REACÇÃO EM CADEIA DA POLIMERASE IN SITU

A reação em cadeia da polimerase in situ (PCR *in situ*) é uma técnica através da qual a PCR ocorre realmente no interior das células em lâminas de tecido preparadas. O produto da PCR in situ pode ser visualizado da mesma forma que a visualização da hibridização *in situ* (direta ou indireta, tal como referido anteriormente na ISH). A PCR in situ tem a mesma sensibilidade da PCR, para além da determinação da localização do produto da PCR no interior das células **(Bagasra, 1990)**. Todos os outros tipos de PCR não permitem a associação direta entre o produto de PCR amplificado do ácido nucleico alvo (por exemplo, infeção por vírus) e as células do local de predileção e as suas alterações histopatológicas **(Ewida *et al.*, 2002)**.

Várias aplicações podem ser efectuadas por PCR *in situ*, tais como

(a) A amplificação de um ARN mensageiro (ARNm) no citoplasma ou no núcleo e de fragmentos de ADN.

(b) Diferenciação entre as células activas infectadas pelo vírus e as outras células infectadas latentes (utilizando iniciadores específicos de ADN e ARNm).

(c) Determinação da percentagem de células com expressão de genes tumorais em lâminas de tecido **(Bagasra e Amjad, 2000 e Bagasra, 2007)**.

(d) Deteção de vários sinais quando se utilizam várias sondas marcadas, numa única célula **(Bagasra e Amjad, 2000)**.

Protocolo de PCR in situ:

1-Escolha da lâmina e preparação do tecido:

Deve ter-se o máximo cuidado para manter o ADN celular e o ARNm durante o processo de PCR in situ. As lâminas utilizadas na PCR in situ tratadas com 3-aminopropil-trietoxisalano (AES) conferem uma forte carga positiva permanente que mantém o tecido fortemente ligado às lâminas durante os passos da hibridação PCR. O tecido parafinizado, previamente fixado em formalina tamponada, é o tecido mais bem preparado para a PCR *in situ*, pois mantém a morfologia do tecido e das células. As células de cultura de tecidos, bem como os tecidos frescos congelados, também podem ser preparados para a PCR *in situ* (**Bagasra, 2007**).

2-Digestão com proteinase K:

A manipulação de amostras de tecido com proteinase K é uma das etapas complementares da técnica de PCR *in situ*. De um modo geral, as membranas celulares e nucleares são mentalmente permeáveis a pequenos ácidos nucleicos (como sondas e iniciadores); em contraste com a enzima polimerase, isso é diferente. A enzima proteinase K inicia uma digestão proteica controlada nos poros da célula que permite a penetração adequada dos reagentes de PCR. A condição de incubação com proteinase K deve ser optimizada de acordo com o tipo de tecido. Uma digestão insuficiente provoca uma permeabilidade inadequada aos reagentes de PCR, pelo que a amplificação é prejudicada. Uma digestão excessiva leva à perda da integridade das membranas celulares e à fuga dos amplicões formados, pelo que as células adjacentes apresentam resultados falsos positivos e uma morfologia celular deficiente (**Bagasra, 2007**).

3-Primer design:

Os primers de PCR que funcionam eficazmente são oligonucleótidos sintéticos, normalmente com um comprimento entre 18 e 22 pb. O teor de bases GC do iniciador deve situar-se entre 45 e 50% para facilitar e simplificar o processo de recozimento. Os iniciadores devem ser concebidos de acordo com a sequência que não deve ser recozida com vários sítios no ácido nucleico alvo. Além disso, os primers nunca devem ser complementares entre si, caso contrário formam-se dímeros de primers, o que diminui a eficiência da amplificação e esgota os primers (**Bagasra, 2007**).

Tipos de PCR *in situ*:

A) **PCR direta *in situ*:**

A PCR direta é realizada utilizando bases nucleotídicas marcadas que são inseridas diretamente no produto de amplificação durante o processo de amplificação para marcar o novo produto de amplificação constituído. Os nucleótidos marcados com moléculas de hapteno como a biotina-11-dUTP (dexoxinucleotidil uridina trifosfato), a biotina-14-dATP (dexoxinucleotidil adenina trifosfato), a digoxigenina-11-dUTP e a fluoresceína-15-dATP. O amplicon marcado é então detectado por um complexo enzimático conjugado com anticorpos e uma reação com substrato cromogénico. Esta reação (cor) é então visualizada por microscópio de luz **(Herrington e O'Leary, 1998)**. A PCR direta *in situ* é fácil, rápida e menos dispendiosa, mas menos específica do que a indireta, em que o ácido nucleico inespecífico também é marcado durante a amplificação **(Schiller *et al.*, 1998)**.

B) **PCR indireta** *in situ*:

A PCR indireta *in situ* é efectuada através da PCR utilizando primers específicos e pares de nucleótidos não marcados e, em seguida, o produto da amplificação é submetido a hibridação com sondas marcadas específicas. A sonda marcada hibridizada é então detectada utilizando um sistema de deteção enzimática ou marcação por fluorescência, tal como mencionado anteriormente em IHC e hibridização *in situ*. Este método é mais sensível do que o método direto, uma vez que a sonda marcada é hibridizada especificamente com a sua sequência complementar no produto da amplificação e não hibridiza com o ADN produzido pela síntese inespecífica **(Herrington e O'Leary, 1998 e Schiller *et al.*, 1998)**.

C) **PCR de transcrição reversa** *in situ* **(RT-PCR** *in situ*):

A RT-PCR *in situ* é o método de eleição para o estudo da expressão genética. Os ARNm alvo devem ser convertidos em ADN complementar (ADNc) utilizando a enzima transcriptase reversa. São utilizados principalmente dois métodos de RT. o método de RT baseado em iniciadores específicos e o método de RT baseado em iniciadores aleatórios. Um método de RT baseado em iniciadores específicos é utilizado para transcrever reversamente apenas o gene alvo a partir do ARNm, amplificando depois apenas o gene alvo. A reação de RT é aplicada em pequenos fragmentos de ARNm (menos de 1.500 pb). Por outro lado, é falhada em fragmentos maiores. Os primers de RT-PCR devem ser desenhados para não se complementarem com o ARN. Existe uma enzima especial que tem atividade de polimerase e também atividade de RT, a enzima *rTth*, que pode amplificar diretamente as sequências de ARNm alvo sem necessidade do passo de RT **(Bagasra, 2007).**

Comprimento do amplicon pretendido:

Na maioria dos casos, a PCR *in situ* é realizada numa sequência de ácidos nucleicos de tamanho comparativamente pequeno, porque o objetivo do processo de amplificação é a deteção de genes específicos de tamanho pequeno e não a clonagem de genes. Os estudos modernos utilizam novos tipos de enzimas de polimerase e soluções tampão que permitem uma amplificação eficaz de fragmentos mais longos de ADN ou cADN (até 50 kb) **(Roberts *et al.*, 2007).**

Sistemas de etiquetagem e deteção de sondas:

O produto da amplificação do ácido nucleico formado intracelularmente pela PCR (durante os passos da PCR *in situ*) pode ser hibridizado utilizando uma sonda específica. A sonda é marcada diretamente com materiais fluorescentes ou indiretamente através de uma série de reacções, tal como referido anteriormente na técnica de IHC, do seguinte modo

(a) A sonda hibridizada é marcada com uma molécula de hapteno, a digoxigenina (DIG).

(b) A sonda marcada com DIG é distinguida utilizando um anticorpo anti-DIG marcado com biotina.

(c) Em seguida, o anticorpo anti-DIG marcado com biotina é conjugado com um complexo estreptavidina-peroxidase (cada molécula de avidina é capaz de se ligar a 4 moléculas de biotina).

(d) O complexo estreptavidina-peroxidase é então detectado colorimetricamente através da reação do complexo enzimático com o substrato cromogéneo, como o cromogéneo H2O2-DAB, que dá uma coloração castanha dourada no local da reação **(Roberts *et al.*, 2007).**

Aplicação da PCR *in situ* no diagnóstico de doenças virais que causam infertilidade em animais de criação:

Existe pouca literatura disponível sobre a utilização de PCR no diagnóstico de doenças virais que causam infertilidade. A nested PCR *in situ* e a nested PCR são capazes de detetar e localizar o ADN viral intracelularmente em secções de parafina com o título viral mais baixo. Verifica-se que a nested PCR in situ é mais sensível do que a ISH em comparação com outros métodos de biologia molecular para a deteção de infecções virais (**Kim *et al.*, 2003**). A tecnologia de PCR in situ tem enormes possibilidades de aplicação no diagnóstico de doenças virais (**Simsor e Nuovo 1995**). Em geral, os vírus de ADN são detectados por hibridação *in situ*. Os vírus de ADN estão normalmente associados a várias centenas ou milhares de cópias do vírus por célula. A este critério de vírus de ADN é atribuído um limiar de deteção acima da hibridação in situ, que é de 10 cópias por célula. Os vírus ARN são diagnosticados principalmente por RT-PCR *in situ*. Por outro lado, a natureza da replicação do vírus ARN produz números de cópias inferiores numa célula infetada (**Nuovo, 1996 e Amaro e Nicol, 2010**).

VI-TISSUE micro matrizes

Nas últimas duas décadas, os microarranjos de tecidos (TMAs) tiveram um impacto significativo nos estudos de investigação de biomarcadores. Os TMAs são considerados um método específico de arquivamento de tecidos. O arquivo de tecidos é produzido pela transferência frequente de pequenos núcleos de tecido de centenas de blocos de tecido de arquivo incluídos em parafina (blocos dadores) para um único bloco de TMA (bloco recetor) **(Kononen *et al.*, 1998 e Tzankov *et al.*, 2005)**. O tecido fixado em formol e embebido em parafina e os procedimentos de imunohistoquímica são excelentes para a validação de TMAs **(Battifora, 1986)**. O desenvolvimento de TMAs foi referido por **Wan *et al.* (1987)**, que utilizaram uma agulha normalizada para formar núcleos de perfuração manual a partir de blocos de tecido (blocos de dadores) e, em seguida, dispuseram os núcleos de tecido num bloco de vários tecidos (bloco de receptores) de forma identificável. Este método foi posteriormente modificado por **Kononen *et al.* (1998)**, que utilizaram a punção de biópsia da pele. É utilizado um molde de uma pequena quantidade de parafina derretida para registar o local de cada amostra de punção. A disposição de até 1.000 núcleos de tecido no mesmo bloco neste estudo de referência conduz a uma análise de grande rendimento.

Criação do microarranjo de tecidos:

Instrumentação:

O instrumento necessário para a criação de TMAs depende principalmente do valor do tecido examinado e do número de núcleos de tecido que estão a ser incluídos nas TMAs. Os dispositivos de TMAs são compostos por punções manuais que são vitais para utilização como dispositivo de grau intermédio, que consiste num suporte e num aparelho de posicionamento para assegurar a punção vertical dos blocos. Os dispositivos totalmente automatizados foram integrados com um sistema informático que está planeado para escolher os locais dadores de vários blocos e transmiti-los para o bloco recetor **(Tsao *et al.*, 2013)**.

Bloco de dadores:

O bloco dador é o bloco do qual é retirado o núcleo de tecido. Em primeiro lugar, deve proceder-se ao exame histopatológico ao microscópio de luz para selecionar a área-alvo a retirar do bloco dador. Esta área deve ser retirada e transferida para o bloco recetor para a TMA. De acordo com **Tsao *et al.* (2013)**, devem ser tomadas várias precauções durante as TMAs, como se segue:

(a)   Os blocos de dadores devem ser preparados de forma optimizada e não devem conter áreas em falta.

(b) Os núcleos de tecido recolhidos devem ser retirados do bloco do dador antes de serem danificados.

(c) As secções úteis são obtidas a partir dos blocos dadores espessos.

(d) As punções devem ser empurradas suavemente para dentro do bloco de TMAs numa profundidade moderada para evitar danificar a agulha e o bloco.

(e) É mais fácil assinar a profundidade da punção ao nível da cassete de tecido quando se utilizam as ferramentas semi-automáticas.

Bloco de destinatários:

O bloco recetor é o bloco de parafina no qual são colocados os núcleos de tecido (dos blocos dadores). É preferível colocar os núcleos de tecido no centro do bloco recetor para evitar a fratura do bloco. Após a formação completa dos blocos de TMAs, estes são incubados durante a noite a 37 °C e depois arrefecidos numa placa fria. São seccionadas várias secções do mesmo bloco recetor para evitar que o tecido

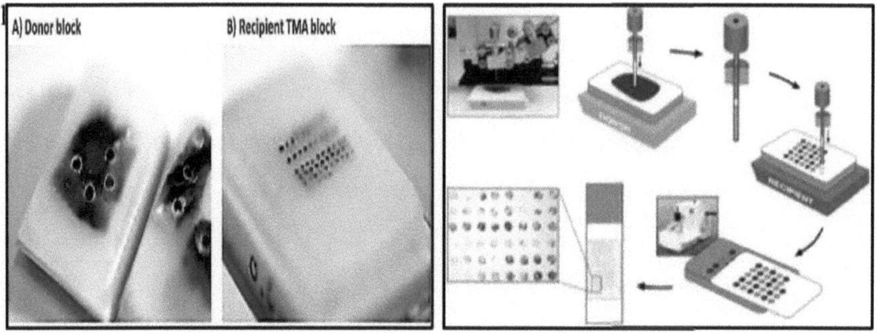

Fig. 5: Etapas da preparação do bloco recetor de TMA. (**Zlobec *etal.*, 2014**)

Tipos e aplicações de TMAs:

Matrizes lineares de 1 célula:

Este tipo de TMAs é composto por culturas de linhas celulares normais ou tumorais. O principal objetivo deste tipo é pesquisar a existência de proteínas que se sabe estarem presentes em uma ou mais linhas celulares. Detetar também a especificidade e a utilidade de um anticorpo para reagir com a sua proteína específica (**Chu e Arber, 2000**).

2-Matrizes aleatórias de tecidos/tumores:

Este tipo contém tecidos de várias origens e contém também tecidos não tumorais e/ou tumorais. Este tipo pode ser utilizado para descobrir e diagnosticar os tumores do estroma uterino (**Chu e Arber, 2000**).

3-Matriz de casos consecutivos:

O tipo de matriz de casos consecutivos é efectuado através da utilização de casos sucessivos relacionados com a localização de um único tecido. É útil na pesquisa sobre a disseminação de um antigénio num determinado tipo de tumor (**Chu e Arber, 2000**).

4-Matriz baseada nas caraterísticas do tumor:

Este tipo é útil para a diferenciação de tumores através da avaliação do marcador tumoral, em que as TMAs se baseiam na expressão de um biomarcador (**Chu e Arber, 2000**).

5-Matrizes de progressão:

As matrizes de progressão são aplicadas para analisar o papel das proteínas na progressão do cancro. É efectuada em tecidos normais de casos que não sofreram cancro e noutros tecidos normais de casos que sofreram cancro. O exame de tecidos normais adjacentes ao tumor e de outros afastados do local do tumor ajuda também a estudar o efeito de campo do tumor **(Chu e Arber, 2000)**.

Vantagens das TMAs:

As TMAs permitem a realização de imunohistoquímica, hibridação *in situ* e PCR *in situ* numa única lâmina de tecido contendo várias centenas de amostras de tecido ao mesmo tempo. As TMAs podem ser efectuadas em diferentes tipos de tecido, incluindo o osso descalcificado e as biópsias centrais. O tecido fresco congelado também é utilizado para o estudo de TMAs e os blocos de tecido são efectuados em determinadas circunstâncias **(Hoos e Cordon-Cardo, 2001 e Deng *et al.*, 2013)**.

Desvantagens das TMAs

A grande desvantagem das TMAs é que cada núcleo de tecido (ou grupo de núcleos de tecido) representa uma pequena fração da lesão.

ENSAIO V- TUNEL PARA DETECÇÃO DA APOPTOSE

Apoptose:

A apoptose é a operação de morte celular programada que ocorre num estado fisiológico normal **(Saraste, 1999; Saraste e Pulkki, 2000)**. A apoptose é estreitamente controlada por um grupo de enzimas cisteína aspártico proteases (caspases) **(Kumari *et al.*, 2008)**. As enzimas caspases incluem dois grupos principais, as iniciadoras e as efectoras. Uma vez que as caspases iniciadoras são activadas através de vários factores, activam as caspases efectoras que conduzem à clivagem de várias proteínas celulares, resultando em alterações na morfologia celular como a rutura da membrana celular, a condensação nuclear, a fragmentação do ADN e, em seguida, a formação de corpos apoptóticos pelo processo de brotamento **(Danial e Korsmeyer, 2004)**. Os corpos apoptóticos são compostos por citoplasma e organelos estreitamente condensados, acompanhados ou não de fragmentos de ácido nucleico. Os corpos apoptóticos são depois fagocitados pelos macrófagos ou pelas células adjacentes e degenerados nos fagolisossomas. O ADN das células apoptóticas é fragmentado por enzimas endonuclease que formam cadeias duplas oligonucleossómicas de fragmentos de ADN com 180-200 pb de tamanho. Os fragmentos de ADN oligonucleossómico podem ser separados por eletroforese em gel de ágar em forma de escada. A eletroforese não é capaz de fornecer informações relacionadas com a localização das células apoptóticas no tecido **(Bortner *et al.*, 1995)**. A apoptose não é acompanhada de inflamação, o que se deve ao facto de o conteúdo celular das células apoptóticas não sair para os espaços intersticiais e de as células fagocíticas não produzirem citocinas inflamatórias **(Savill e Fadok, 2000 e Kurosaka *et al.*, 2003)**.

ensaio de marcação de extremidades por pico de dUTP mediado por dexoynucleotidyl transferase terminal (TdT) (TUNEL):

O ensaio TUNEL (Terminal dexoynucleotidyl transferase (TdT) dUTP Nick-End Labeling) é o ensaio utilizado para a deteção e localização da fragmentação do ADN apoptótico **(Gavrieli *et al.*, 1992)**. O ensaio TUNEL depende da deteção e localização das extremidades rompidas dos fragmentos de ADN de cadeia dupla pela enzima TdT, que adiciona dUTPs marcados às extremidades terminais hidroxilo 3' do ADN, que podem ser observadas utilizando a técnica IHC **(Rode *et al.*, 2004).** A eficiência do ensaio TUNEL depende da acessibilidade dos reagentes aos fragmentos de ADN, para além dos métodos de fixação e digestão proteolítica do tecido **(Saraste e Pulkki, 2000).**

Vantagem do ensaio TUNEL:

O ensaio TUNEL ajuda no diagnóstico precoce da fragmentação do ADN, mesmo antes da formação de corpos apoptóticos. Além disso, a facilidade, a elevada sensibilidade e a força quantitativa do ensaio TUNEL conferem-lhe uma grande aceitação **(Kelly *et al.*, 2003).**

Desvantagem do ensaio TUNEL:

Os danos no ADN não são a única caraterística da apoptose, uma vez que a fragmentação do ADN também ocorre na necrose. Por conseguinte, a fiabilidade do ensaio TUNEL na deteção da apoptose tem sido duvidosa em vários estudos. Por conseguinte, é importante associar mais procedimentos de confirmação ao ensaio TUNEL para confirmar a apoptose como IHC **(Rode *et al.*, 2004).**

Aplicação do ensaio TUNEL no diagnóstico de doenças virais causadoras de infertilidade:

1- Vírus da doença das fronteiras (BDV):

O diagnóstico da apoptose através do ensaio TUNEL e das técnicas de IHC é aplicado nas células neuronais e gliais de neonatos e fetos de ovinos e caprinos naturalmente infectados com o VDB **(Valdazo-Gonzalez *et al.*, 2007).** As células gliais e neuronais apresentaram resultados positivos no ensaio TUNEL e no IHC para o ácido nucleico e o antigénio do VDB (como demonstrado pela técnica de dupla coloração). Estes resultados revelaram a grande associação entre a infeção por BDV e a apoptose ocorrida nas células infectadas **(Toplu *et al.*, 2011).**

2-Vírus da diarreia viral bovina (BVDV):

O BVDV citopático (CP) causa danos graves na estrutura celular e induz a apoptose após a infeção pelo BVDV **(Bielefeldt-Ohmann *et al.*, 2008)**. A forma citopática da infeção pelo BVDV inicia a produção de proteínas não estruturais que estão implicadas na indução da apoptose **(Schweizer *et al.*, 2006)**. O ensaio TUNEL confirma a apoptose que ocorre devido à infeção por BVDV, o que também é observado no exame histopatológico, onde as células TUNEL-positivas são detectadas em animais infectados. Estas células incluem macrófagos e linfócitos que exibem fagocitose dos corpos apoptóticos substancialmente marcados **(Vassilev e Donis, 2000)**.

CONCLUSÕES

1-As técnicas histopatológicas tradicionais continuam a ser fiáveis na descrição das alterações anormais no tecido examinado e na deteção da fase das alterações, quer sejam agudas ou crónicas, reversíveis ou irreversíveis; contudo, a histopatologia tradicional não contribui com dados de diagnóstico precisos sobre as doenças virais que causam infertilidade e o local de predileção celular no tecido infetado.

2-A imunohistoquímica é considerada a primeira e mais avançada técnica de diagnóstico das doenças virais que causam infertilidade nos animais de criação. A IHC ajuda-nos a detetar e localizar com precisão as estruturas antigénicas dos vírus. Esta técnica fornece muitos dados sobre o grau de distribuição dos vírus nos tecidos infectados e detecta o tipo de células atacadas pelos vírus. As técnicas do complexo avidina-biotina são o tipo mais comum de IHC utilizado no diagnóstico da infeção por doenças virais em secções de tecido fixadas em formalina e incluídas em parafina.

3- A PCR in situ e a hibridação *in situ* são consideradas as ferramentas de diagnóstico mais precisas no diagnóstico de doenças virais, pois permitem a deteção das sequências específicas das doenças virais. A precisão da PCR in situ e da ISH depende da escolha exacta de sondas marcadas específicas que hibridizam com as sequências específicas expressas no vírus alvo.

O ensaio de 4-Terminal dexoynucleotidyl transferase mediated dUTP Nick End Labeling (TUNEL) tem uma grande importância no estudo da apoptose (morte celular programada) através da deteção da fragmentação do ADN das células apoptóticas, que é uma das alterações mais caraterísticas nos tecidos infectados por doenças virais, como na infeção por BVDV. A desvantagem desta técnica é a incapacidade de diferenciar entre células apoptóticas e outras células necróticas.

5-As novas tendências das técnicas de diagnóstico devem ser combinadas com as técnicas tradicionais para maximizar a eficiência do diagnóstico.

REFERÊNCIAS

Abubakar, M., Q. Ali e H.A. Khan, 2008. Prevalência e taxa de mortalidade da Peste des Petits Ruminant (PPR): possível associação com o aborto, em caprinos. Tropical Animal Health Production Journal, 40: 317-321.

Alonso, M.C., I. Cano, D. Castro, S.I. Perez-Prieto e J.J. Borrego, 2004. Desenvolvimento de um procedimento de hibridação *in situ* para a deteção do aquabirnavírus do linguado em culturas celulares de peixes infectados. J. Virol. Methods, 116:133-8.

Amaro-Filho S.M. e A.F. Nicol, 2010. A utilidade da deteção in situ, incluindo RT in situ PCR, de ácido nucleico viral e a co-localização da resposta de citocinas para o estudo da patogénese viral. Methods, 52: 332-342.

Arpita Kabiraj, J. Gupta, T. Khaitan e P.T. Bhattacharya, 2015. Princípios e técnicas de imunohistoquímica - uma revisão. Int. J. Biol. Med. Res.,6 (3):5204-5210.

Arzt, J., D.A. Gregg, A. Clavijo e L.L. Rodriguez, 2009. Otimização de técnicas imunohistoquímicas e de anticorpos fluorescentes para a localização do vírus da febre aftosa em tecidos animais. J. Vet. Diagn. Invest., 21: 779-792.

Ayers, V.K., J.K. Collins, C.D. Blair e B.J. Beaty, 1989. Use of *In Situ* hybridization with a biotinylated probe for the detection of bovine herpesvirus-1 in aborted fetal tissue J Vet Diagn Invest 1:231-236.

Bagasra, O., 1990. Reação em cadeia da polimerase *in situ*. Amplificações 4, 20-21.

Bagasra, O. e M. Amjad, 2000. As protecções contra os retrovírus devem-se a uma forma diferente de imunidade. Uma hipótese de imunidade molecular baseada no ARN. Appl. Immunohistochem. Mol. Morphol.8, 133-146.

Bagasra, O., 2007. Protocolos para a amplificação por PCR *in situ* e deteção de sequências de mRNA e DNA. Nature Protocol, 11(2): 2782-2795.

Bancroft, J.D., e M. Gamble, 2008. Theory and Practice of Histological Techniques (Teoria e Prática de Técnicas Histológicas). Amesterdão: Elsevier Health Sciences.

Banyard, A.C., P. Satya, B. Carrie, O. Chris, K. Livier e L. Genevieve, 2010. Global distribution of Peste des Petits Ruminants virus and prospects for improved diagnosis and control (Distribuição global do vírus da Peste dos Pequenos Ruminantes e perspectivas de melhoria do diagnóstico e do controlo). Journal of General Virology, 91: 2885-2897.

Barratt-Boyes, S.M., P.V. Rossitto, B.C. Taylor, J.A. Ellis e N.J. MacLachlan, 1995. Response of the regional lymph node to bluetongue virus infection in calves. Veterinary Immunology and Immunopathology, 45: 73-84.

Battifora, H., 1986. O bloco de tecido multitumoral (salsicha): novo método para

teste imunohistoquímico de anticorpos. Lab. Invest., 55 (2):244-8.

Becher, P. e H.J. Thiel, 2011. Pestivírus (Flaviviridae). Em: Tidona, C.A., Darai, G. (Eds.), Springer Index of Viruses, Second Ed. Springer Verlag, Heidelberg, Alemanha, pp. 483-488.

Bielefeldt-Ohmann, H., 1995. The pathologies of bovine viral diarrhoea virus infection (As patologias da infeção pelo vírus da diarreia viral bovina). Veterinary Clinics of North America - Food Animal Practice 11, 447-476.

Bielefeldt-Ohmann, H., A.E. Tolnay, C.E. Reisenhauer, T.R. Hansen, N. Smirnova e H. Van-Campen, 2008. Infeção transplacentária com o vírus da diarreia viral bovina não-citopática dos tipos 1b e 2: propagação viral e neuropatologia molecular. *J. Comp. Pathol,* 138: 72 -85.

Bishop, R., 2010. Aplicações da hibridação *in situ* por fluorescência (FISH) na deteção de aberrações genéticas de importância médica. Biosci Horizons 3: 85-95.

Bortner, C.D., N.B. Oldenburg e J.A. Cidlowski, 1995. The role of DNA fragmentation in apoptosis (O papel da fragmentação do ADN na apoptose). Trends Cell Biol, 5: 21-26.

Broholm, H. e S. Gammeltoft, 2002. Cellular and Molecular Methods in Neuroscience Research; *In Situ* Reverse Transcription PCR for Detection of mRNA in the CNS, Editado por A. Merighi e G. Carmignoto, Capítulo 9 pp; 145-159.

Brookes, S.M., A.D. Hyatt e B.T. Eaton, 1994. Utilização da coloração imuno-ouro-prata em estudos de adsorção e neutralização do vírus da língua azul. J. Virol. Methods, 46: 117-132.

Brown, C.C., R.F. Meyer, H.J. Olander, C. House e C.A. Mebus, 1992. Um estudo da patogénese da febre aftosa em bovinos, utilizando a hibridação *in situ*. Can. J. Vet. Res., 56: 189-193.

Brown, F., 2003. The history of research in foot-and-mouth disease. Virus Res., 91 (1): 3-7.

Childs, G. e G. Unabia, 1982. Aplicação do método do complexo avidina-biotina-peroxidase (ABC) à localização microscópica da luz das hormonas hipofisárias. J. Histochem. Cytochem., 30 (7): 713-716.

Chu, P. e D.A. Arber, 2000. Deteção de CD10 em secções de parafina em 505 neoplasias não hematopoiéticas. Expressão frequente no carcinoma de células renais e no sarcoma estromal do endométrio. Am. J. Clin. Pathol, 113: 374-82.

Collins, M.E., M. Desport e J. Brownlie, 1999. Bovine Viral Diarrhea Virus Quasispecies during

Persistent Infection. Virologia, 259: 85-98.

Cornish, T.E., A.L. Van Olfen, J.L. Cavander, J.M. Edwards, P.T. Jaeger, L.L. Vieyra, L.F. Woodard, D.R. Miller e D. Otoole, 2005. Comparação da imunohistoquímica do entalhe auricular, do ELISA de captura de antigénio do entalhe auricular e do isolamento do vírus da capa leitosa para deteção do vírus da diarreia viral bovina persistentemente infetado. Journal of Veterinary Diagnostic Investigation, 17: 110-117.

Coulton, G.R. e J. de Bellerochean, 1992. Hibridação *in situ*: Medical applications. Dordrecht: Springer. Capítulo 3. pp, 52-65.

Dangler, C.A., A. de la Concha-Bermejillo, J.L. Stott, B.I. Osburn, 1990. Limitações da hibridação in situ para a deteção do vírus da língua azul nas células mononucleares do sangue. J. Vet. Diagn. Invest.,2(4): 303-7.

Danial, N.N. e S.J. Korsmeyer, 2004. Morte celular: pontos de controlo críticos. Cell, 116(2): 205-219.

de Muro, M.A. 2008. Conceção, produção e aplicações de sondas. Molecular Biomethods Handbook. Totowa, NJ: Humana Press, 41-53.

Del Piero, F., 2000. Arterite viral equina, artigo de revisão. Vet. Pathol, 37,287-296.

de Matos, L.L., D.C. Trufelli, M.G.L. de Matos e M.A.D Pinhal, 2010. Revisão: Immunohistochemistry as an Important Tool in Biomarkers Detection and clinical practice. Biomarker Insights, Libertas Académica. pp: 1-12.

Deng, F.M., Y. Zhao, X. Kong, P. Lee e J. Melamed, 2013. Construção de microarrays de tecido utilizando lâminas pré-existentes como fonte de tecido quando os blocos de parafina não estão disponíveis. J. Clin. Pathol, 66: 627-9.

Desouky, H.M., Y.A. Ghazi, A.A. Madboli, Y.G.M. Abd El-Hafeiz, A.H. Soror e Fawzia Y. Shata, 2015. Diagnóstico de infeção aguda pelo vírus da diarreia viral bovina em bovinos leiteiros usando ELISA indireto e técnica de imuno-histoquímica em amostras de biópsia de pele. Global Veterinaria 15 (5): 512-517.

Desport, M., M.E. Collins e J. Brownlie, 1994. Deteção do ARN do vírus da diarreia viral bovina por hibridação *in situ* com ribossondas marcadas com digoxigenina. Intervirology, 37: 269276.

Diamandis, E.P. e T.K. Christopoulos, 1991. The biotin-streptavidin system Principles and applications in biotechnology. Clin. Chem., 37: 625-36.

Drew, C.P., I.A. Gardner, C.E. Mayo, E. Matsuo, P. Roy e N.J. MacLachlan, 2010. A infeção pelo vírus da língua azul altera a impedância das monocamadas de células endoteliais bovinas em resultado da morte celular. Veterinary Immunology and Immunopathology 136: 108-115.

Driskell, E.A. e J.F. Ridpath, 2006. Inquérito aos testes do vírus da diarreia viral bovina em laboratórios de diagnóstico nos Estados Unidos de 2004 a 2005. J. Vet. Diagn. Invest., 18: 600-605.

Ehtisham, M., F. Wani, I. Wani, P. Kaur e S. Nissar, 2016. Fundamentos da hibridização *in situ*: Uma revisão. Revista Internacional de Pesquisa em Medicina Clínica, 1 (4): 2329.

Ewida, A.S., S. Raphael, e O. Bagasra, 2002. A presença de citocinas IL-2 e IL-10 nas lesões cutâneas da síndrome de Blau. Appl. Immunohistochem. Mol. Morphol.,10: 171177 (2002).

Gonzalez, L., I. Anderson, D. Deane, C. Summers e D. Buxton, 2001. Deteção de células do sistema imunitário em tecidos de ovinos embebidos em cera de parafina. Journal of Comparative Pathology, 125:41-47.

Grooms, D.L., 2004. Consequências reprodutivas da infeção pelo vírus da diarreia viral bovina. Veterinary Clinics of North America - Food Animal Practice 20: 5-19.

Grooms, D.L. e Keilen, E.D. 2002. Screening of neonatal calves for persistent infection with bovine viral diarrhea virus by immunohistochemistry on skin biopsy samples. Clin. Diagn. Lab. Immunol., 9 (4): 898-900.

Grubman, M.J. e P.W. Mason, 2002. Prospects, including time-frames, for improved foot and mouth disease vaccines (Perspectivas, incluindo prazos, para melhores vacinas contra a febre aftosa). Rev. Sci. Tech., 21: 589-600.

Gavrieli, Y., Y. Sherman e S.A. Ben-Sasson, 1992. Identification of programmed cell death *In Situ* via specific labeling of nuclear DNA fragmentation. J. Cell Biol. 119 (3): 493-501.

Haines, D.M. e E.G. Clark, 1991. Enzyme immunohistochemical staining of formalin- fixed tissues for diagnosis in veterinary pathology (Coloração imunohistoquímica enzimática de tecidos fixados em formalina para diagnóstico em patologia veterinária). Canadian. Veterinary Journal, 32: 295302.

Haines, D.M. e K.H. West, 2005. Immunohistochemistry: Forjar as ligações entre imunologia e patologia. Vet. Immun. Immunopath., 108: 151-156.

Herrington, C.S. e J.J. O'Leary, 1998. PCR *In Situ* hybridization. Uma abordagem prática. Oxford University Press.

Herzer, S. e D.F. Englert, 2001. Hibridação de ácidos nucleicos. Solucionador de problemas de biologia molecular: Um guia de laboratório. Editado por Alan S Gerstein, Wiley liss Inc.

Hilário, E., 2004. Procedimentos de rotulagem final: Uma visão geral. Mol. Biotechnol., 28: 77-80.

Holyoak, G.R., T.V. Little, W.H. McCollum e P.J. Timoney, 1993. Relationship between onset of puberty and establishment of persistent infection with equine arteritis virus in the experimentally infected colt. J. Comp. Pathol, 109:29-46.

Holyoak, G.R., J. Knight-Sherod, P.J. Timoney, W.H. McCollum e M. Spatz, 2001. The presence of equine arteritis virus in reproductive tract tissues and follicular fluid from experimentally infected mares. Society for Theriogenology, Conferência Anual: 6.

Holyoak, G.R., U.B.R. Balasuriya, C.C. Broaddus e P.J. Timoney, 2008. Equine viral arteritis: Situação atual e prevenção. Theriogenology, 70 (3): 403-414.

Hoos, A. e C. Cordon-Cardo, 2001. Tissue microarray profiling of cancer specimens and cell lines: Oportunidades e limitações. Lab. Invest., 81:1331-1338.

Hsu, S.M., L. Raine e H. Fanger, 1981. Utilização do complexo avidina-biotina-peroxidase (ABC) em técnicas de imunoperoxidase: uma comparação entre os procedimentos ABC e de anticorpos não marcados (PAP). J. Histochem. Cytochem., 29: 577-80.

Idikio, H.A., 2010. Imunohistoquímica em patologia diagnóstica: contribuições do ciclo de vida da proteína, utilização de métodos baseados em evidências e normalização de dados na interpretação de manchas imunohistoquímicas. Int. J. Clin. Path., 3 (2): 160-176.

Jordan, R.C.K, T.E. Daniels, J.S. Greenspan e J.A. Regezi, 2002. Métodos de diagnóstico avançados em patologia oral e maxilofacial. Parte II: métodos imunohistoquímicos e imunofluorescentes. Oral Surg. Oral Med. Oral Pathol., 93 (1): 56-74.

Lawrence, P., J. Pacheco, C. Stenfeldt, J. Arzt, D.K. Rai e E. Rieder, 2016. Patogénese e caraterização micro-anatómica de um vírus mutante da febre aftosa adaptado às células em bovinos: Impacto do domínio C de Jumonji que contém a proteína 6 (JMJD6) e da via de inoculação. Virologia, 492: 108-117.

Longjam, N., A.K. Sarmah, R. Deb, B. Mathapati, V.K. Saxena e T. Tayo, 2011 -Deteção do vírus da febre aftosa serotipo O por ELISA em sanduíche, isolamento viral e PCR multiplex," Online Journal of Veterinary Research, vol. 15 (1): 76-92.

Kelly, K.J., R.M. Sandoval, K.W. Dunn e P.C. Dagher, 2003. Um novo método para determinar a especificidade e a sensibilidade da reação TUNEL na quantificação da apoptose. J. Cell Physiology, 284(5):1309-1318.

Kim, S.W., W. Han, I.A. Park, J.K. Chung, J.S. Yeo, W.K. Moon, J.H. Cha, K.J. Choe, S.K. Oh, Y.K. Youn e D.Y. Noh, 2003. Estudos prospectivos de 162 biopsias de gânglios linfáticos sentinela no cancro da mama: Usefulness of ultrasonography in patient selection (Utilidade da ultrassonografia na seleção de doentes). J. Korean Breast Cancer Society, 6(2):103-108.

Kononen, J, L. Bubendorf, A. Kallioniemi, M. Barlund, P. Schraml, S. Leighton, J. Torhorst, M.J. Mihatsch, G. Sauter e O.P. Kallioniemi, 1998. Tissue microarrays for high-throughput molecular profiling of tumor specimens. Nat. Med., 4: 844-847.

Kul, O., N. Kabakci, A. Ozkul, H. Kalender e H.T. Atmaca, 2008. Infeção simultânea pelo vírus da Peste dos Pequenos Ruminantes e pelo pestivírus em cordeiros gémeos ainda nascidos. Veterinary Pathology Journal,. 45: 191-196.

Kumari, S., R.P. Rastogi, K.L. Singh, S.P. Singh e R.P. Sinha, 2008. Artigo de revisão: Estratégias de deteção de danos no ADN. EXCLI. Journal, 7: 44-62.

Kummerer, B.M., N. Tautz, P. Becher, H.J. Thiel, G. Meyers, 2000. A base genética da citopatogenicidade dos pestivírus. Veterinary Microbiology 77: 117-128.

Kurosaka, K., M. Takahashi, N. Watanabe e Y. Kobayashi, 2003. Silent cleanup of very early apoptotic cells by macrophages (Limpeza silenciosa de células apoptóticas muito precoces por macrófagos). J. Immunol, 171: 4672-9.

Kute, J.U., A.B. Darekar e R.B. Saudagar, 2013. Abordagem inovadora de gel *in situ* para entrega nasal. World J. Pharm. Sci., 3:187-203.

Lanyon, S.R., F.I. Hill, M.P. Reichel e J. Brownlie, 2014. Diarreia viral bovina: Patogénese e diagnóstico. The Veterinary Journal, 199: 201-209.

Lee, S.R., B. Nanduri, G.T. Pharr, J.V. Stokes e L.M. Pinchuk, 2009. A infeção pelo vírus da diarreia viral bovina afecta a expressão de proteínas relacionadas com a apresentação profissional de antigénios em monócitos bovinos. Biochimica et Biophysica Ata 1794, 14-22.

Liebler-Tenorio, E.M., A. Lanwehr, I. Greiser-Wilke, B.I. Loehr, J. Pohlenz, 2000. Comparative investigation of tissue alterations and distribution of BVD-viral antigen in cattle with early onset versus late onset mucosal disease. Veterinary Microbiology 77, 163-174

Liebler-Tenorio, E.M., J.F. Ridpath e J.D. Neill, 2004. Distribuição do antigénio viral e das lesões tecidulares na infeção persistente e aguda com a estirpe homóloga do vírus da diarreia viral bovina não-citopática. Journal of Veterinary Diagnostic Investigation 16: 388-396.

Littlejohn, A., 1970. Febre aftosa em ovinos - parte 1. State Vet. J., 25: 3-12.

Looi, L.M. e P.L. Cheah, 1992. *In Situ* hybridisation: Principles and applications. Malays J. Pathol, 14: 69-76.

Lopez, O.J., J.A. Galeota e F.A. Osorio, 1996. O Herpesvírus Bovino tipo 4 (BHV-4) infecta persistentemente células da zona marginal do baço em bovinos. Microbial Pathogenesis, 21: 47-58.

Losos, G.J., 1986, Bluetongue. In: Infectious tropical diseases of domestic animals, Longman Scientific and Technical, Essex, Inglaterra, pp. 409-45.

Luedke, A.J., 1985. Effect of bluetongue virus on reproduction in sheep and cattle (Efeito do vírus da língua azul na reprodução de ovinos e bovinos). Prog. Clin. Biol. Res. 178: 71-78.

MacLachlan, N.J., 1994. The pathogenesis and immunology of bluetongue virus infection of ruminants. Comparative Immunology, Microbiology and Infectious Diseases (Imunologia Comparada, Microbiologia e Doenças Infecciosas). 17: 197206.

MacLachlan, N.J., G. Jagels, P.V. Rossitto, P.F. Moore e H.W. Heidner, 1990. The pathogenesis of experimental blue tongue virus infection of calves. Veterinary Pathology, 27: 223-229.

MacLachlan, N.J., U.B. Balasuriya, P.V. Rossitto, P.A. Hullinger, J.F. Patton, W.D. Wilson, 1996. Infeção fatal pelo vírus da arterite equina experimental de uma égua grávida: coloração imuno-histoquímica de antigénios virais. J. Vet. Diagn. Invest., 8: 367-74.

MacLachlan, N.J. e G. Gard, 2009. Sinais clínicos e patologia. In: Mellor P, Baylis M, Mertens PPC (eds.): Bluetongue. Academic Press, Londres. 285-293.

Madboli, A.A. e S.M. Ali, 2012. Estudos histopatológicos e imunohistoquímicos sobre o sistema genital feminino e alguns órgãos viscerais em ovinos e caprinos naturalmente infectados pelo vírus da peste dos pequenos ruminantes Global Veterinaria 9 (6): 752-760.

Mahajan, V., H. S. Banga, D. Deka, G. Filia e A. Gupta, 2013. Comparação de testes de diagnóstico para o diagnóstico de rinotraqueíte infecciosa bovina em casos naturais de aborto bovino, J. Comp. Path. 149: 391-401.

Mansfield, K.L. A.C. Banyard, L. McElhinneya, N. Johnson, D.L. Horton, L.M. Hernàndez-Triana, A.R. Fooks, 2015. Vírus da febre do Vale do Rift: Uma revisão do diagnóstico e da vacinação e implicações para o surgimento na Europa. Vaccine, 33: 5520-5531.

McCollum, W.H., P.J. Timoney, A.W. Roberts, J.E. Willard e G.D. Carswell, 1987.

Resposta de éguas vacinadas e não vacinadas à inseminação artificial com sémen de garanhões persistentemente infectados com o vírus da arterite equina. In: Actas da 5th conferência internacional sobre doenças infecciosas dos equídeos, 13-8.

McGowan, M.R., P.D. Kirkland, S.G. Richards e I. Littlejohns, 1993. Increased reproductive losses in cattle infected with bovine pestivirus around the time of insemination (Aumento das perdas reprodutivas em bovinos infectados com pestivírus bovino na altura da inseminação). Veterinary Record, 133: 39-43.

Miller, J.M. e V.M.J. Maaten, 1989. Demonstração do antigénio do vírus da rinotraqueíte infecciosa bovina em secções de parafina. J. Vet. Med. Sci., 66: 457-460.

Moennig, V. e B. Liess, 1995. Patogénese das infecções intra-uterinas com o vírus da diarreia viral bovina. Veterinary Clinics of North America - Food Animal Practice, 11: 477487.

Morgan, J.M., H. Navabi e B. Jasani, 1997. Papel da quelação de cálcio na recuperação de antigénio a alta temperatura em diferentes valores de pH. J. Pathol, 182: 233-237.

Morrison, L.E., R. Ramakrishnan, Ruffalo, T.M., K.A. Wilber. 2002. Etiquetagem de sondas de hibridação fluorescente *in situ* para alvos genómicos. Methods Mol. Biol., 204: 21-40.

Mortola, E., R. Noad e P. Roy, 2004. As proteínas do capsídeo externo do vírus da febre catarral são suficientes para desencadear a apoptose em células de mamíferos. Journal of Virology, 78: 2875-2883.

Mukaiya, R., T. Kimura, K. Ochiai, R. Wada e T. Umemura, 2000. Demonstração da expressão do gene do herpesvírus equino-1 nos trofoblastos placentários de fetos equinos abortados naturalmente. J. Comp. Pathol, 123: 119-125.

Muylkens, B., J. Thiry, P. Kirten, F. Schynts e E. Thiry, 2007. Infeção pelo herpesvírus bovino 1 e rinotraqueíte infecciosa bovina. Veterinary Research, 38: 181-209

Narita, M, K. Kimura, N. Tanimura e T. Tsuboi, 2000. Pneumonia induzida pela inoculação endobrônquica de vitelos com herpesvírus bovino-1. J. Comp. Pathol, 122, 185-192.

Nederlof, P.M., S. van der Flier, J. Wiegant, A.K. Raap, H.J. Tanke, J.S. Ploem e M. Van der ploeg, 1990. Multiple fluorescence *In Situ* hybridization. Cytometry, 11: 126-31.

Njaa, B.L., E.G. Clark, E. Janzen, J.A. Ellis e D.M. Haines, 2000. Diagnosis of persistent bovine viral diarrhea virus infection by immunohistochemical staining of formalin-fixed skin biopsy specimens J. Vet. Diagn. Invest., 12: 393-399.

Nuovo, G.J., 1996. PCR in situ hybridization: Protocols and applications, third ed., Williams and Wilkins, Raven Press, Lippincott, New York,

Nuovo, G.J., 2000. *In Situ* strand displacement amplification: uma técnica melhorada para a deteção de ácidos nucleicos de baixa cópia. Diagn. Mol. Pathol, 9: 195-202.

Ogino, H., S. Inui e M. Narita, 1996. Demonstração do antigénio do vírus da rinotraqueíte infecciosa bovina pelo método da imunoperoxidase em tecidos de fetos bovinos abortados conservados durante 25 anos em blocos de parafina. J. Vet. Med. Sci., 58: 459-460.

Poulsen, L., M.J. Soe, D. Snakenborg, L.B. Moller e M. Dufva, 2008. A lavagem multiestringência de sondas de 60 mers parcialmente hibridizadas revela que a estringência ao longo da sonda diminui com a distância da superfície do microarray. Nucleic Acids Research, 36:132-.

Racaniello, V.R., 2001. "Picornaviridae: the viruses and their replication," in Fields Virology, Lippincott Williams & Wilkins, Philadelphia, Pa, USA, 3rd edition, pp. 685722,

Raff, R. e G. Schwanitz, 2001. Fluorescence *In Situ* Hybridization General Principles and Clinical Application with Special Enphasis to Interphase Diagnostics. Int. J. Hum. Genet., 1(1): 65-75.

Rager, M., S. Vongpunsawad, W.P. Duprex e R. Cattaneo, 2002. Vírus poliploide do sarampo com comprimento de genoma hexamérico. EMBO. J., 21: 2364-2372.

Ramers, C., G. Billman, M. Hartin, S. Ho e M.H. Sawyer, 2000. Impacto de um teste de diagnóstico da reação em cadeia da polimerase do enterovírus do líquido cefalorraquidiano na gestão dos doentes. J. AMA., 283 (20): 2680-2685.

Ramos-Vara, J.A., M. Kiupel e M.A. Miller, 2005. Imunohistoquímica para diagnóstico veterinário: um inquérito a 47 laboratórios. J. Histotechnol, 28: 19-23.

Ramos-Vara, J.A., M. Kiupel, T. Baszler, L. Bliven, B. Brodersen, B. Chelack, S. Czub, F. Del-Piero, S. Dial, E.J. Ehrhart, T. Graham, L. Manning, D. Paulsen, Victor E. Valli, Keith West, 2008. Sugestão de diretrizes para técnicas imunohistoquímicas em laboratórios de diagnóstico veterinário. J. Vet. Diagn. Invest., 20: 393-413.

Ryan, E., J. Horsington, S. Durand, H. Brooks, S. Alexandersen, J. Brownlie e Z. Zhang, 2008. Infeção pelo vírus da febre aftosa em borregos jovens: patogénese e tropismo tecidular.Vet. Microbiol.,127: 258-274.

Rhind, S.M., 2002. Patologia oncológica veterinária - perspectivas actuais e futuras. Vet. J., 163:7-18.

Roberts, C.H., J.A. Madrigal, e S.G. Marsh, 2007. Clonagem e sequenciação de alelos do gene KIR2DL4 a partir de amostras de ADN genómico. Antigénios de Tecidos, 69 (1): 88-91.

Rode, H.D., D. Eisel e I. Frost, 2004. Apoptose, morte celular e proliferação celular. 3rd ed. Londres: Roche Applied Science.

Sanchez-Cordon, P.J., B. Rodriguez-Sanchez, M.A. Risalde, V. Molina, M. Pedrera, J.M. Sanchez-Vizcaino, J.C. Gomez-Villamandos, 2010. Deteção imuno-histoquímica do vírus da língua azul em tecido fixado. Journal of Comparative Pathology, 143: 2028.

Saraste, A., 1999. Critérios morfológicos e deteção de apoptose. Herz., 24 (3): 189-195.

Saraste A. e K. Pulkki, 2000. Morphologic and biochemical hallmarks of apoptosis. Cardiovasc.

Res., 45 (3): 528-537.

Savill, J., e V. Fadok, 2000. A eliminação de cadáveres define o significado da morte celular. Nature, 407: 784-788.

Schiller, P.I., U. Puchta, A.J. Ogilvie, A. Craf, P. Kind e C.A. Sander, 1998. PCR *in situ* e hibridação PCR *in situ* de tecidos incluídos em parafina. Novas possibilidades de diagnóstico em patologia. Patholog, 19: 313-317.

Schwartz-Cornil, I., p.p. Mertens, V. Contreras, B. Hemati, F. Pascale, E. Breard, S. Philip, N.J.M. Mellor e S. Zientara, 2008. Bluetongue virus: virology, pathogenesis and immunity. Vet. Res., 39:46.

Schoepp, R.J. C.D. Blair, P. Roy e B.J. Beaty, 1991. Deteção do ARN do vírus da língua azul por hibridação *in situ*: Comparação com o isolamento do vírus e a deteção de antigénios. J. Vet. Diagn. Invest. 3:22-28.

Schwarzacher, T. e P. Heslop-Harrison 2000. Practical *In Situ* Hybridization. Oxford, Inglaterra: Bios Scientific Publishers,.

Schweizer, M., P. Matzener, G. Pfaffen, H. Stalder e E. Peterhans, 2006. Self and nonself manipulation of interferon defense during persistent infection: bovine viral diarrhea virus resists alpha/beta interferon without blocking antiviral activity against unrelated viruses replicating in its host cells. J. Virol., 80: 6926-6935.

Scott, G.R., 1981. A peste bovina e a peste dos pequenos ruminantes. In: Gibbs EPJ (ed) Virus diseases of food animals, vol II. Academic Press, Londres.

Shi, S.R., M.E. Key, K.L. Kalra, 1991. Antigen retrieval in formalin-fixed, paraffin embedded tissues: an enhancement method for immunohistochemical staining based on microwave oven heating of tissue sections. J. Histochem. Cytochem., 39: 741-8.

Simsor, S. e G.J. Nuovo, 1995. PCR e RT-PCR *In Situ* hybridization: aplicação na deteção de vírus. Trends Biotechnol, 11:13-23.

Smith, K.C. e K. Borchers, 2001. Estudo da patogénese do aborto por herpesvírus equino-1 por hibridação *in situ* do ADN. J. Comp. Pathol, 125: 304-310.

Smith, K.C., 1997. Aborto herpesviral em animais domésticos. Vet. J., 153: 253-268.

Speicher, M.R. e N.P. Carter, 2005. The new cytogenetics: blurring the boundaries with molecular biology. Nat. Rev. Genet., 6: 782-92.

Sperlova, A. e D. Zendulkova, 2011. Bluetongue: A review. Vet. Med., 56: 430-452.

Starick, E., A. Ginter e P. Coppe, 2001. Teste ELISA e de imunofluorescência direta para detetar o vírus da arterite equina (EAV) utilizando um anticorpo monoclonal dirigido à proteína EAV-N. J. Vet. Med. B, 48: 1-9.

Szeredi, L., H. Aupperle e K. Steiger, 2003. Deteção do herpesvírus equino-1 nas membranas fetais de fetos equinos abortados através de técnicas imunohistoquímicas e de hibridação in situ. J. Comp. Pathol, 129:147-153.

Tenover, F.C., 1988. Sondas de ácido desoxirribonucleico para diagnóstico de doenças infecciosas. Clin. Microbiol. Rev., 1: 82-101.

Tsao, S.C., C.C. Wu, C.H. Wen, C.Y. Chai e Y.T. Chen, 2013. Técnica melhorada para a construção manual de microarrays de tecido para arrays de núcleo grande. Appl. Immunohistochem. Mol. Morphol., 21:85-9.

Toplu, N., T.C. Oguzoglu, E.T. Epikmen e A. Aydogan, 2011. Estudo neuropatológico do vírus da doença da fronteira em pequenos ruminantes fetais e neonatais naturalmente infetados e sua associação com a apoptose. Veterinary Pathology, 48(3): 576-583.

Tzankov, A., P. Went, A. Zimpfer e S. Dirnhofer, 2005. Tissue microarray technology: principles, pitfalls and perspectives--lessons learned from hematological malignancies. Exp. Gerontol, 40: 737-744.

Valdazo-Gonzalez, B., M. Alvarez-Martinez e T. Sandvik, 2007. Tipagem genética e antigénica de isolados do vírus da doença da fronteira em ovinos da Península Ibérica. Vet. J., 174: 316-324.

Vasslev, V.B. e R.O. Donis, 2000. A apoptose induzida pelo vírus da diarreia viral bovina está correlacionada com o aumento da acumulação intracelular de ARN viral. Virus Res., 69: 95-107.

Vilcek, S., B. Durkovic, M. Kolesarova e D.J. Paton, 2005. Diversidade genética do BVDV: Consequências para a classificação e a epidemiologia molecular. Medicina Veterinária Preventiva 72: 31-35.

Wan, W.H., M.B. Fortuna e P. Furmanski, 1987. Um método rápido e eficiente para testar a reatividade imunohistoquímica de anticorpos monoclonais contra várias amostras de tecido em simultâneo. J. Immunol. Methods, 103: 121-9.

Webb, B.T., R.W. Norrdin, N.P. Smirnova, H. Van Campen, C.M. Weiner, A.Q. Antoniazzi, H. Bielefeldt-Ohmann e T.R. Hansen, 2012. O vírus da diarreia viral bovina prejudica ciclicamente a modelação trabecular do osso longo em fetos experimentalmente infectados de forma persistente. Veterinary Pathology 49, 930-940.

**Weiland, E., S. Bolz, F. Weiland, W. Herbst, M.J.B. Raamsman, P.J.M. Rottier e A.A.F. De-

Vries, 2000. Anticorpos monoclonais dirigidos contra epítopos conservados na proteína do nucleocapsídeo e na glicoproteína principal do envelope do vírus da arterite equina. J. Clin. Microbiol, 38: 2065-2075.

Woo, P.C.Y., S.K.P. Lau, B.H.L. Wong, R.Y.Y. Fan, A.Y.P. Wong, A.J.X. Zhang, Y. Wu, G.K.Y. Choi, K.S.M. Li, J. Hui, M. Wang, B.J. Zheng, K.H. Chan e K.Y. Yuen, 2012. Morbilivírus felino, um paramixovírus anteriormente não descrito associado à nefrite tubulointersticial em gatos domésticos. Proc. Natl. Acad. Sci. U.S.A., 109: 5435 5440.

Woodbury, E.L., M.C. Ilott, C.C. Brown e J.S. Salt, 1995. Otimização de uma técnica de hibridação in situ para a deteção do vírus da febre aftosa em tecidos de bovinos utilizando o sistema digoxigenina. Journal of Virological Methods, 51: 89-93.

Yamane, D., K. Kato, Y. Tohya e H. Akashi, 2006. A via de apoptose induzida por ARN de cadeia dupla está envolvida na citopatogenicidade do vírus citopatogénico da diarreia viral bovina. Journal of General Virology, 87: 2961-2970.

Zhang, D.Y. e M. Brandwein, 1999. Inventores; Mount Sinai School of Medicine, cessionário. Deteção de ácidos nucleicos alvo por hibridação com sonda de oligonucleótido-ligando; formação de complexo com alvo, sondas e esferas paramagnéticas; separação e lavagem do complexo; sondas de circularização formando aglomerado detetável. Patente dos Estados Unidos US, 5: 876-924.

Zhang, J., F. Miszczak, S. Pronost, C. Fortier, U.B.R. Balasuriya, S. Zientara, G. Fortier, P. J. Timoney, 2007. Variação genética e análise filogenética de 22 isolados franceses do vírus da arterite equina. Arch. Virol., 152: 1977-94.

Zlobec, I., G. Suter, A. Perren e A. Lugli, 2014. Um protocolo de microarray de tecido de próxima geração (ng TMA) para estudos de biomarcadores. J. Vis. Exp., (91): 1-9.

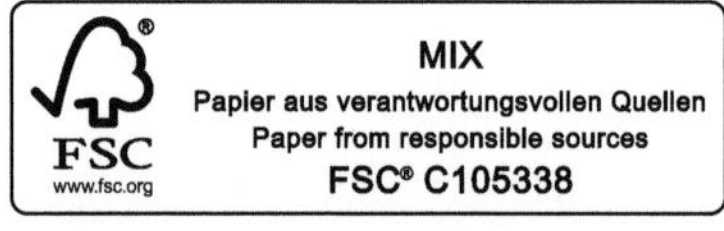

Printed by Books on Demand GmbH, Norderstedt / Germany